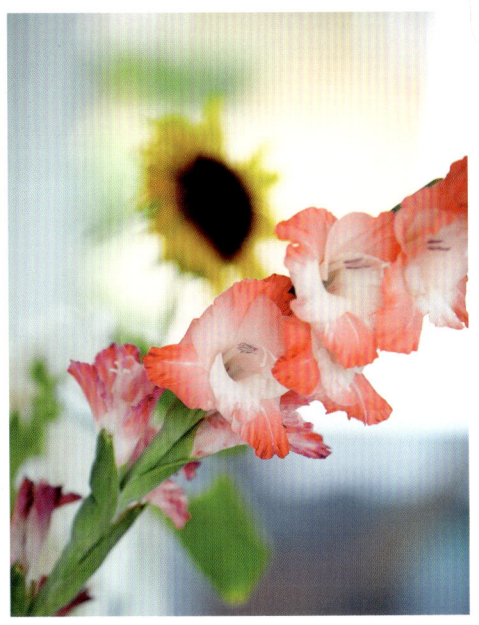

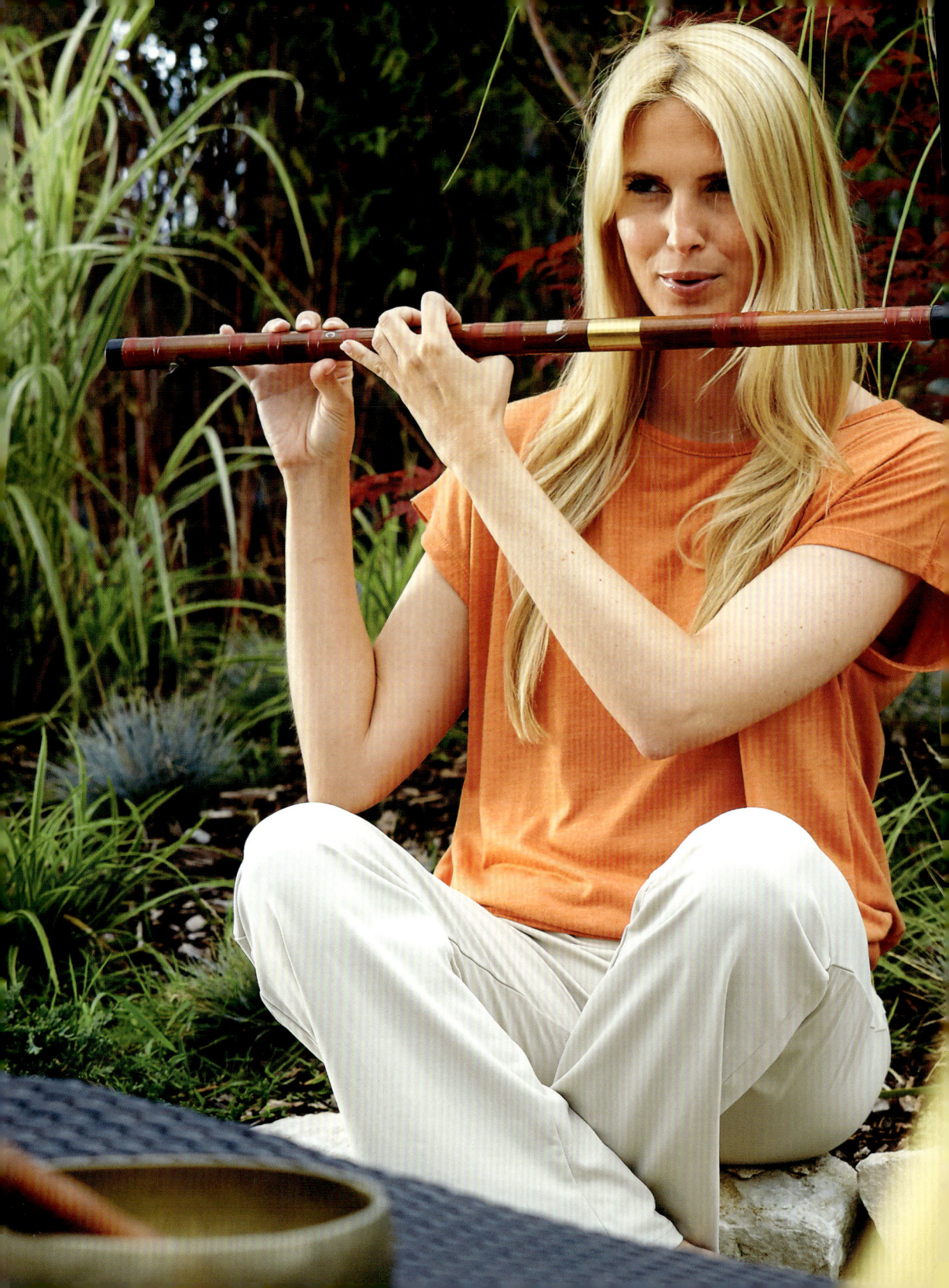

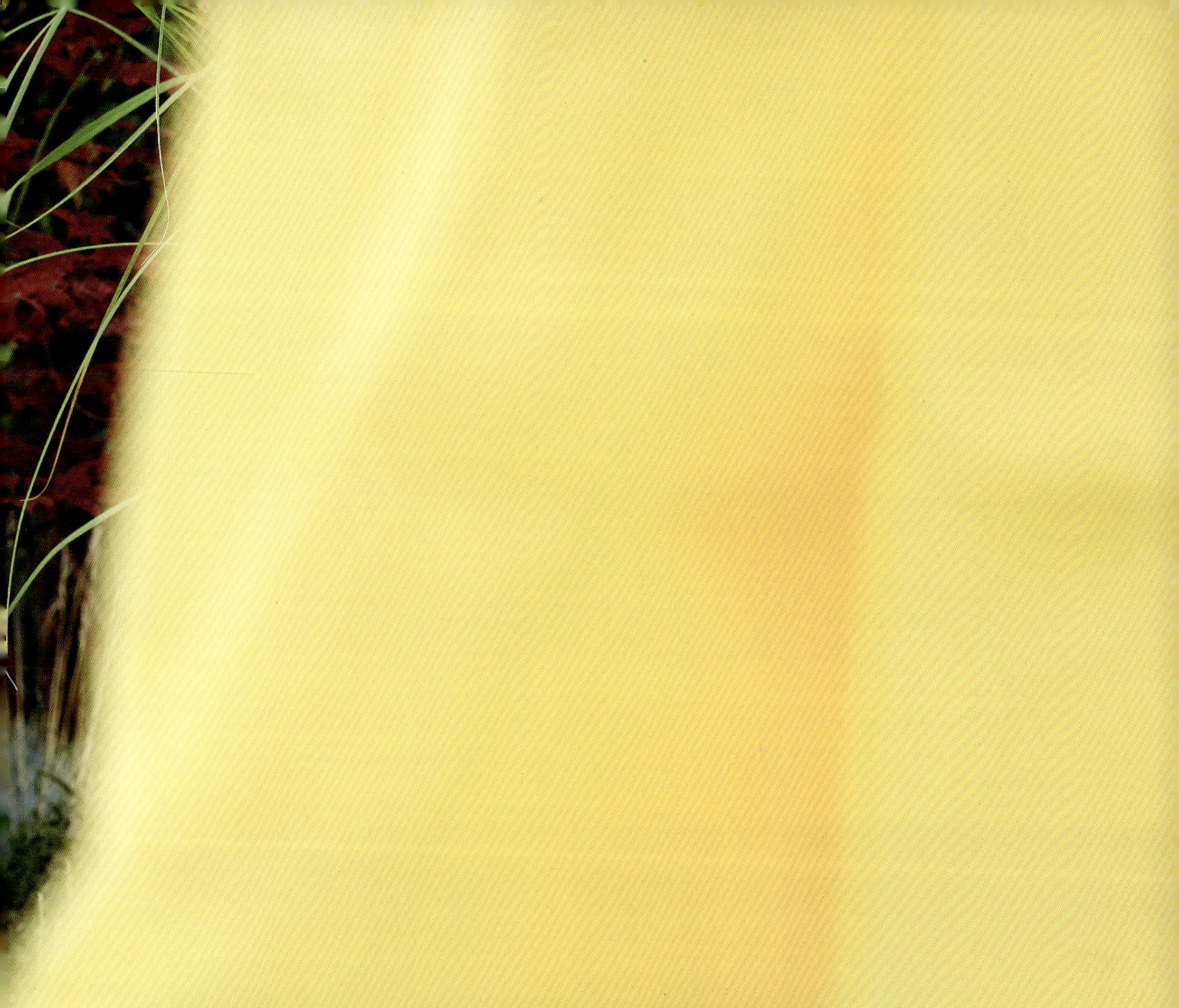

Meditation

Techniken für
innere Ruhe und Entspannung

ALJOSCHA LONG
RONALD SCHWEPPE

blv

Was Sie in diesem Buch finden

Was ist Meditation?   6

Meditation ist kinderleicht 7

Wie fange ich an? 13
    Meditationshaltungen 14
    Meditationshindernisse 16

Samatha – den Geist zentrieren   18

Konzentration 19
    Konzentration – auf was? 20
    Mit Meditation Leiden überwinden 27

Vipassana – Achtsamkeit üben   28

Achtsamkeit 29
    Die Körperreise-Meditation 32
    Das »Benennen« 35
    MBSR – modernes Achtsamkeitstraining 37

Liebevolle Güte – Metta-Meditation   38

Die Haltung der Liebevollen Güte 39
    Metta-Meditation 41

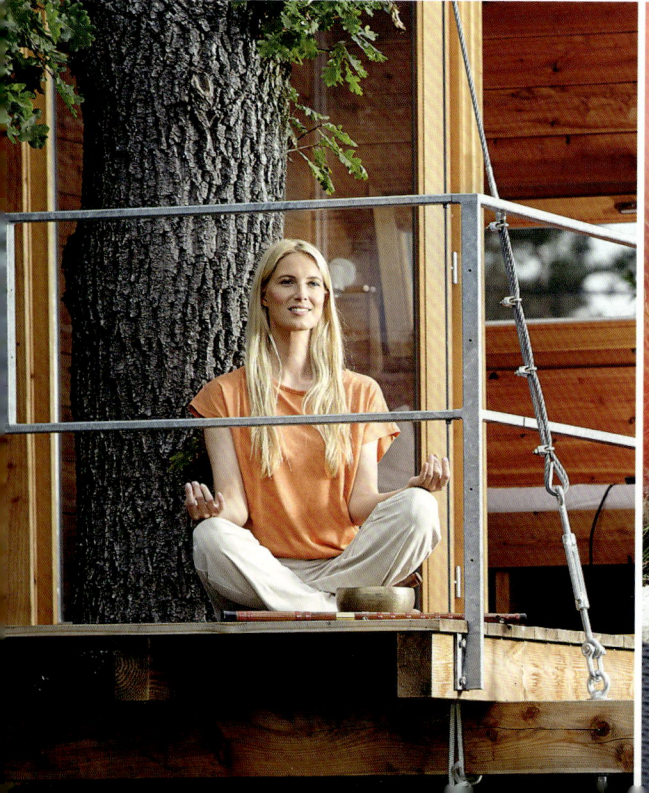
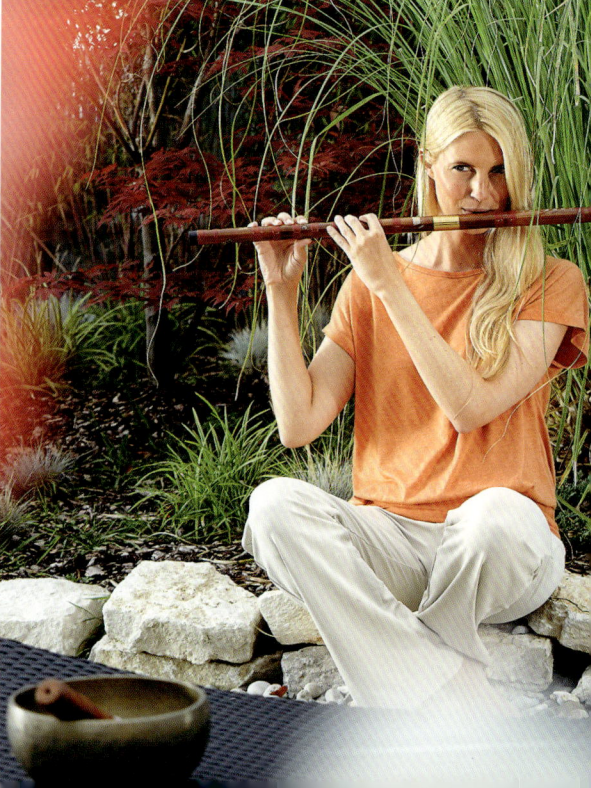

Meditation in Bewegung 44

Auch der Körper meditiert 45

Körper und Seele 45

Kin-hin: im Gehen meditieren –
der Weg als Ziel 46

Qi-Gong-Meditation 48

Bewegungslose Bewegungsmeditation 53

Meditative Bewegung 53

Alltags-Meditation 54

Alltags-Meditation –
vom Alltäglichen zum Besonderen 55

Der Alltag als Übung 55

Drei kleine Meditationen für den Alltag 57

Aus dem Hamsterrad aussteigen 59

Über »Erleuchtung« 59

Geführte Meditation –
wie Sie die CD verwenden 61

Anhang

Stichwortverzeichnis 62

Über die Autoren 63

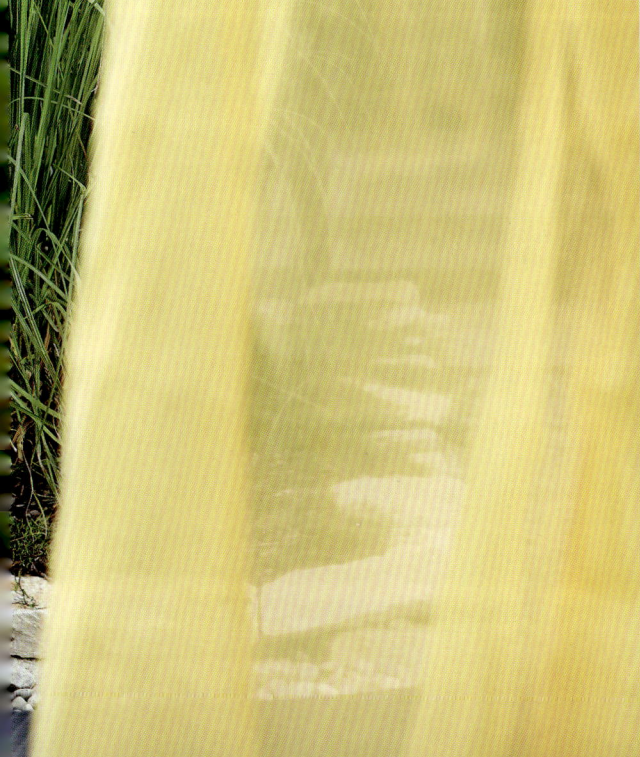
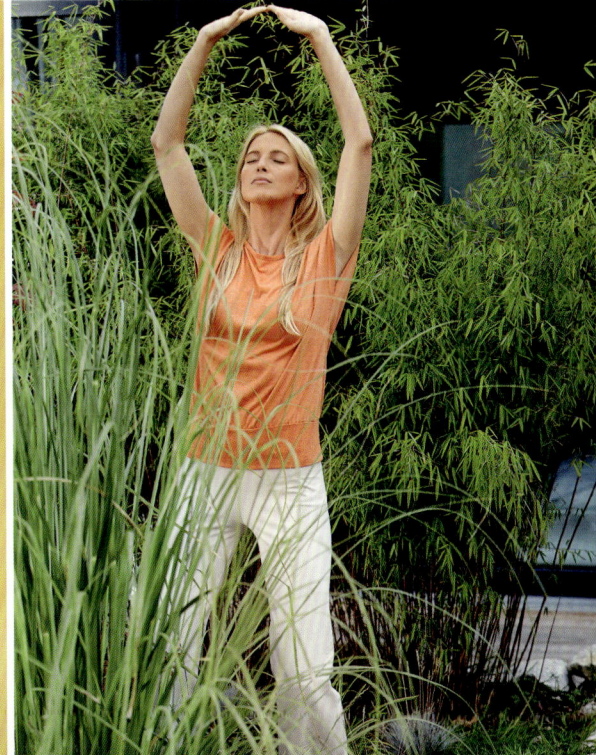

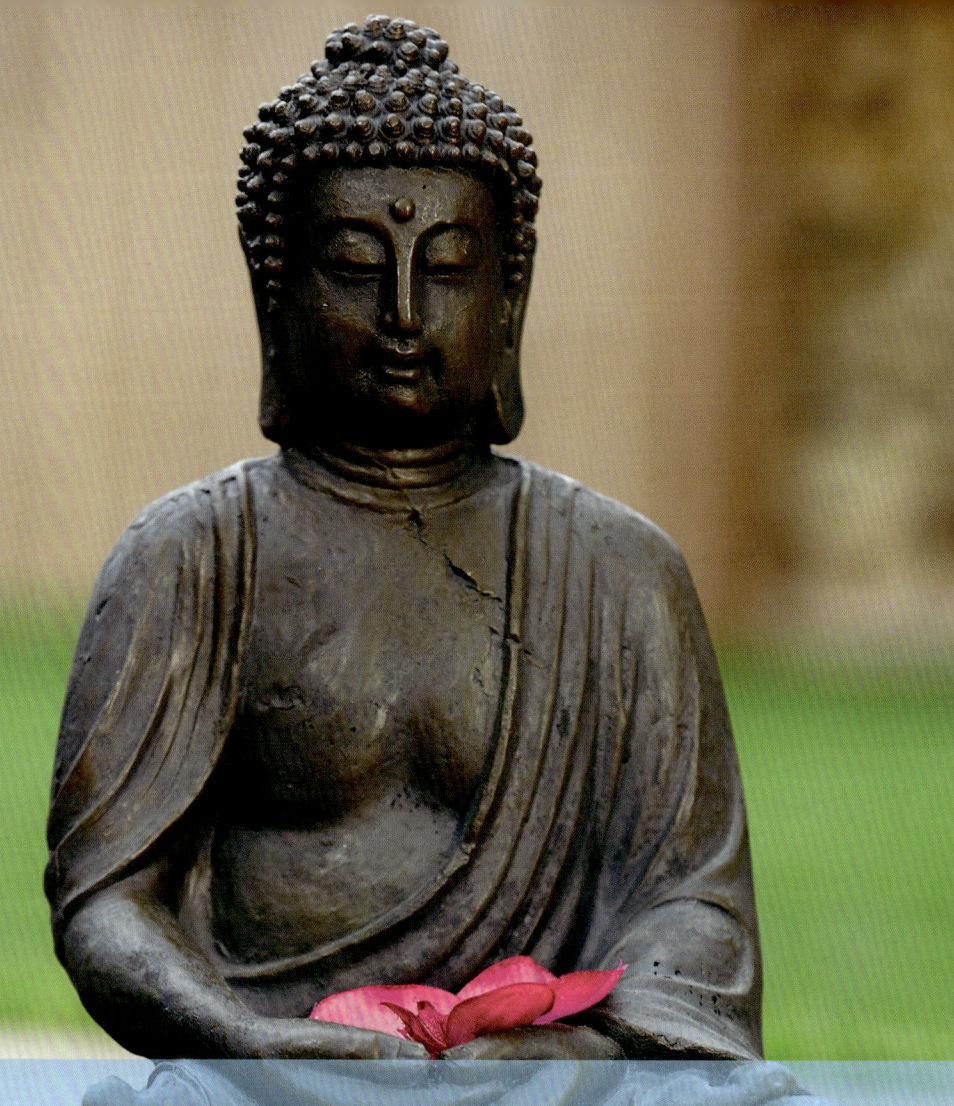

Was ist Meditation?

Meditation ist eine seit Tausenden von Jahren bewährte Methode, um Ruhe, Ausgeglichenheit und inneren Frieden zu finden. Erfahren Sie nun, was Meditation eigentlich ist, welche Formen es gibt und welche Wirkungen Meditation auf Körper und Seele hat.

Meditation ist kinderleicht

Sie haben beschlossen, Meditation zu lernen – und das ist eine wirklich hervorragende Idee. Meditation hilft uns dabei, etwas wiederzuentdecken, nach dem wir uns alle im Grunde sehnen: nach innerem Frieden, nach Gelassenheit und weniger Sorgen. Und vielleicht sogar nach einer neuen Perspektive, die uns das Leben leichter und freudvoller macht.

Das ist sehr viel. Und jeder, der sich noch nicht eingehender mit Meditation beschäftigt hat, stellt sich natürlich die Frage, wie Meditation das schafft. Gibt es da ein Geheimnis? Sicher kennen Sie Bilder von Menschen, die meditieren. Meist sitzen die Meditierenden mit geschlossenen Augen und verschränkten Beinen. Doch was steckt dahinter? Die Sitzhaltung und die geschlossenen Augen sind nur Äußerlichkeiten, die nicht das Wesentliche der Meditation ausmachen.

Das Wesentliche der Meditation spielt sich im Inneren ab. Wenn Sie wirklich wissen wollen, was Meditation ist, hilft nur eines: Meditieren. Und das ist gar nicht so schwierig. Sie kennen meditative Zustände übrigens bestimmt schon aus eigener Erfahrung. Denn Meditation ist nichts furchtbar Geheimnisvolles, sondern ein ganz normaler Bewusstseinszustand, wie Wachen, Schlafen oder Träumen.

Standen Sie schon einmal vor einem Bild und haben es bewundert und sich so hineinvertieft, dass Ihre Gedanken stillstanden? Oder waren Sie schon einmal so in Musik versunken, dass alle anderen Dinge aus Ihrem Bewusstsein verschwanden? Dann waren Sie in einem meditativen Zustand. Und wenn Sie ein Kind sehen, das völlig in seinem Spiel aufgeht, sodass es die Mutter nicht mehr rufen hört – dann sehen Sie einen Menschen, der im Zustand der Meditation ist. Meditation ist also wirklich kinderleicht.

Wie definiert man Meditation?

Das Wort »Meditation« ist aus dem Lateinischen abgeleitet. Es kommt von dem Wort *meditari,* das einfach »nachsinnen«, »nachdenken« oder »überlegen« bedeutet. Meditation ist jedoch etwas ganz anderes als Nachdenken. Es gibt viele Definitionen. Die klassische Definition des indischen Gelehrten Patanjali (ca. 2. Jht. v. Chr.) lautet: »*Meditation ist das Zur-Ruhe-Bringen der Gedankenbewegung.*« Der Yoga-Experte Kalashatra Govinda schreibt: »Meditation heißt, aufzuhören, im trüben Wasser zu rühren.« Es gibt sogar neurowissenschaftliche Definitionen: »Meditation ist ein Hirnzustand, der durch erhöhte Gamma-Wellen und stärkere Synchronisation der Hirnaktivität gekennzeichnet ist.« Doch natürlich kann keine Definition die Erfahrung der Meditation ersetzen. Die Erfahrung ist es aber, die Meditation wirklich definiert.

Überall auf der Welt

Meditation ist etwas zutiefst Menschliches. Daher kennt jede Kultur Meditation. Meistens hören wir von Meditation nur aus dem Fernen Osten. Doch tatsächlich gibt es in den unterschiedlichsten Kulturkreisen meditative Übungen. Christen versenken sich im Rosenkranzgebet in Meditation, Sufis meditieren im Dhikr oder im herumwirbelnden Tanz der Derwische, Juden meditieren beim Schacharit, Mincha und Ma'ariv, Schamanen im Amazonas finden in der Meditation ihre Krafttiere …

Meditation gab es immer und überall auf der Welt. Dass heute Meditation bei uns wieder viele Anhänger findet, liegt an der Beschleunigung des modernen Lebens – und dem Gefühl, dass es ein Gegengewicht braucht.

Überall auf der Welt wird meditiert. Meditation ist unabhängig von Kultur, Religion und Glaube.

Im fernen Osten, vor allem aber in Indien wurden Meditationsmethoden über viele Jahrhunderte entwickelt und erprobt. Während wir im Westen wissenschaftliche Techniken zur Beherrschung der Natur immer weiter vorantrieben, waren es im Osten die geistigen Techniken zur Beherrschung des eigenen Geistes, die im Mittelpunkt standen.

Meditation ist keine Religion

Auch wenn wir von Meditation vor allem im Zusammenhang mit Buddhismus oder Hinduismus hören, so ist Meditation doch völlig unabhängig von Religion. Christen, Buddhisten und Atheisten meditieren. Die Erfahrungen sind sehr ähnlich, auch wenn sie dann im Rahmen der jeweiligen Religion oder Weltanschauung etwas unterschiedlich beschrieben werden.

Der Grund dafür, dass Meditation so häufig im Zusammenhang mit Religion auftaucht, ist, dass sich alle Religionen mit dem beschäftigen, was über das Alltagsbewusstsein hinausgeht – und damit, was dem Menschen in der Seele guttut. Unabhängig von allem Religiösen sind das immer: innerer Frieden, Zufriedenheit, Einigkeit mit sich selbst und Einigkeit mit der Welt.

Ob Sie nun Christ oder Buddhist sind oder ob Sie an keinen Gott glauben und ein ganz und gar rationaler Mensch sind: Das, was Ihnen Meditation geben kann, ist auf jeden Fall wertvoll.

Das Leben bereichern

Was vermissen Sie in Ihrem Leben? Gar nichts? Das ist wunderbar. Den meisten Menschen geht es allerdings nicht so. Im Großen und Ganzen mag alles ganz in Ordnung sein. Aber immer wieder drängen sich Sorgen, Ängste oder einfach Gedanken an das, was alles noch zu tun ist, in den Vordergrund. Es scheint schwierig zu sein, zur Ruhe zu kommen. Auf der anderen Seite können und wollen wir ja auch nicht einfach die Hände in den Schoß legen und nichts tun. Wir wünschen uns Erfolg bei dem, was wir tun, und wir wollen uns weiterentwickeln und das Leben genießen.

Meditation ist nicht »nichts tun«. Wenn wir meditieren, bringen wir das Unruhige zur Ruhe und der Geist wird klar und konzentriert. Und das ist eine erfüllende Tätigkeit, von der alle anderen Dinge, die wir tun, profitieren. Dieser ruhige, klare, friedliche, gelassene Bewusstseinszustand fühlt sich sehr gut an und wirkt sich auf das gesamte Lebensgefühl positiv aus.

Der beste Weg, Stress loszulassen

Meditation ist keine »Entspannungsübung«. Die Entspannung, die sich beim Meditieren einstellt, ist nur eine, wenn auch oft sehr erwünschte, »Nebenwirkung«. Wenn die unruhigen Gedankenwirbel zur Ruhe kommen, kommt es ganz nebenbei auch zu einer tiefen seelischen und körperlichen Entspannung.

Wenn in der Meditation die Gedanken und Gefühle nicht mehr in Vergangenheit und Zukunft umherspringen, löst sich Stress auf. Im Augenblick des Hier und Jetzt *sind* die Dinge einfach da – den Stress machen wir uns: Indem wir über das, was ist, und das, was sein soll, grübeln.

Stress ist das Ankämpfen gegen das, was ist. In der Meditation hört der Kampf auf. Vor allem der Kampf gegen uns selbst.

Die geistigen Kräfte bündeln

Stellen Sie sich eine Gruppe Menschen vor: Jeder hält ein Seil in der Hand, das an einem schweren Gewicht befestigt ist. Jeder zieht in eine andere Richtung – das ist mühsam, sinnlos und führt zu Stillstand.

Meditation ist wie ein Lehrer, der die Gruppe anleitet, in eine Richtung zu ziehen – und mit einem Mal wird alles leicht und bewegt sich.

Wir haben viele verschiedene Bedürfnisse und Motive: Erfolg im Beruf, eine glückliche Familie, die Zukunftspläne verwirklichen, alte Probleme bewältigen. Sie alle ziehen uns in verschiedene Richtungen. Das führt aber nicht dazu, dass wir alles ein bisschen verwirklichen, sondern eher dazu, dass sich nichts verändert.

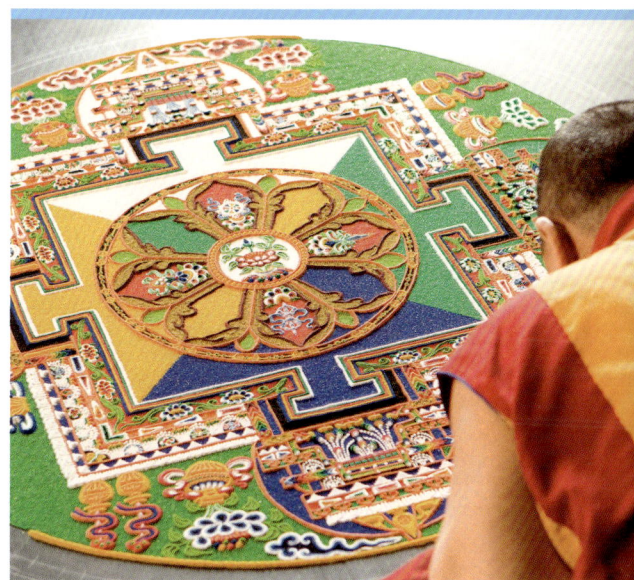

In Meditation wird der Geist klar und die Wahrnehmung intensiver. Vor allem aber kehrt innerer Frieden ein.

In der Meditation üben wir, unsere geistigen Kräfte zu bündeln. Dann können wir unsere Bedürfnisse mit unserer gesamten Kraft erfüllen. Und es ist auch gut möglich, dass einige Bedürfnisse bei der Meditation verschwinden…

Wissenschaft und Meditation

Meditation ist keine Wissenschaft, und die Vorteile von Meditation können wir nur durch Üben wirklich erfahren. Doch wissenschaftliche Untersuchungen helfen dabei, eines der Meditationshindernisse, nämlich Zweifel, ein wenig zu überwinden.

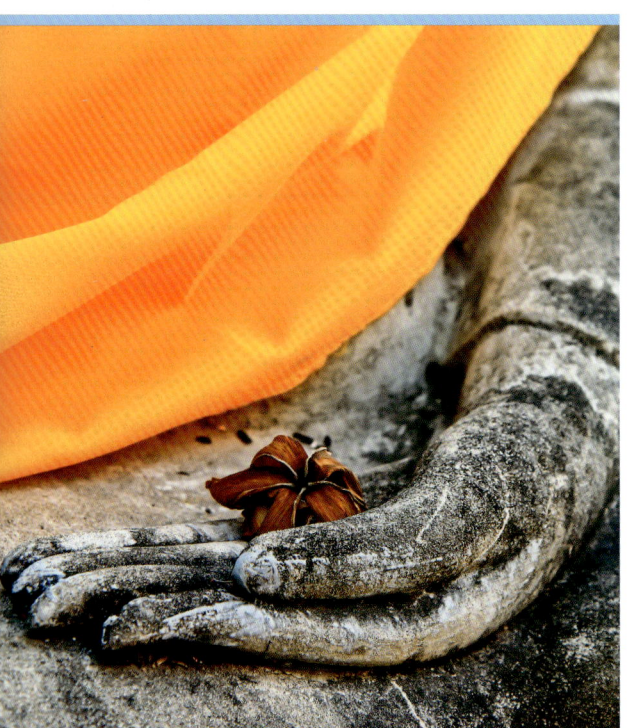

Meditation wurde von Hirnforschern, Ärzten und Psychologen erforscht. Die Ergebnisse zeigten deutlich den Wert der Meditation.

Erstaunlicherweise hat es lange gedauert, bis sich eine Meditationsforschung etablierte — erst seit der Jahrtausendwende gibt es in nennenswertem Umfang wissenschaftliche Untersuchungen zu dem Thema.

Heute wissen wir, dass Meditation ziemlich verblüffende messbare Veränderungen in unserem Nervensystem bewirkt und zahlreichen, sehr verbreiteten Leiden vorbeugt oder sie zumindest lindern kann. Wissenschaftler untersuchten die Gehirnfunktion von Menschen mit Elektroenzephalogramm (EEG), Magnetresonanztomografie (MRT) oder Positronen-Emissions-Tomografie (PET). Diese Verfahren können das lebende Gehirn und seine Aktivität detailliert abbilden.

Die Forscher konnten dadurch unter anderem zeigen, dass Menschen mit langjähriger Meditationserfahrung ein Wachstum in manchen Bereichen der Großhirnrinde aufweisen. Als tibetische Mönche untersucht wurden, stellte sich heraus, dass die Aktivität in ihrem linken Stirnhirnlappen deutlich höher war als bei Menschen, die nicht meditieren. Das ist nicht nur für Wissenschaftler interessant, denn diese Region hat wichtige Funktionen. Sie ist für die Stabilität des Arbeitsgedächtnisses wichtig — und sie fördert das Glücksempfinden, indem sie negative Emotionen kontrolliert und verkürzt. Der positive Effekt zeigte sich interessanterweise umso deutlicher, je älter die untersuchten Mönche waren und je mehr Meditationserfahrung sie hatten. Normalerweise schrumpft die Hirnrinde im Alter — doch durch langjährige Meditation kann sie sogar wachsen. Meditation hilft also sogar gegen das geistige Altern!

2007 analysierten kanadische Forscher Hunderte von medizinischen und psychologischen wissenschaftlichen Arbeiten zur Meditation. Das Ergebnis war deutlich. Die lange Reihe positiver Wirkungen, die sie fanden, ist beeindruckend. Meditation kann offenbar helfen, den Bluthochdruck zu normalisieren, Herz-Kreislauf-Erkrankungen zu lindern und den Cholesterinspiegel zu senken. Sogar bei Drogen- und Arzneimittelmissbrauch ist Meditation nachgewiesenermaßen hilfreich.

Manche Befunde, die nicht bei Mönchen, sondern bei »ganz normalen Menschen« erhoben wurden, waren auf den ersten Blick sehr überraschend. So zeigte sich, dass regelmäßiges Meditieren offenbar nicht nur Blutwerte, Blutdruck und Herzfunktion verbessert, sondern auch die verbale Ausdruckskraft! Wenn man darüber nachdenkt, wird es verständlich: Ist der Geist ruhig und klar, kann man sich natürlich besser ausdrücken, als wenn sich ständig störende Gedanken einmischen.

An Meditation muss man also in keiner Weise »glauben«. Es ist wie beim Muskeltraining: Wenn man jeden Tag ein bisschen trainiert, werden die Muskeln mit der Zeit stärker, ob man das nun erwartet hat oder nicht.

Formen der Meditation

Für jemanden, der beginnt, sich mit Meditation zu beschäftigen, kann es verwirrend sein, wie viele verschiedene Formen der Meditation es gibt. Das, was wir im Allgemeinen mit Meditation in Verbindung bringen, ist ruhende Meditation – es gibt aber auch aktive Meditationsformen. Auch von denen haben Sie bestimmt

schon gehört: Yoga gehört dazu, Taijiquan (chinesisches Schattenboxen), Qi Gong, die Teezeremonie, das japanische Bogenschießen Kyudo oder der sufistische Derwischtanz.

Es gibt also ruhende und aktive Meditation. Auf der anderen Seite kann man zwischen Konzentrations- und Achtsamkeits-Meditation unterscheiden. Bei der Konzentrations-Meditation wird die Aufmerksamkeit bewusst gelenkt; bei der Achtsamkeits-Meditation geht es darum, geschehen zu lassen und keine Gedanken festzuhalten. Diese Vielfalt macht die Wahl zur Qual. Welches ist »die beste« Meditation? Was bedeuten die Unterschiede? Was ist am einfachsten zu lernen?

In den weiteren Kapiteln dieses Buches werden wir Ihnen eine Hilfestellung dabei geben, die für Sie passende Meditation zu finden. Sie werden verschiedene Formen kennenlernen: Zunächst *Samatha*, die ruhende Konzentrations-Meditation, die eine gute Vorbereitung für *Vipassana*, die ruhende Achtsamkeits-Meditation, ist. Dann

Info

Meditation wird mittlerweile von den meisten gesetzlichen Krankenkassen, meist im Rahmen von Vorsorgeprogrammen, finanziell unterstützt. Nicht jede Kasse zahlt und nicht jede zahlt den gleichen Beitrag. Es gibt auch unterschiedliche Anforderungen an die Qualifikation der Lehrer. Am besten, Sie fragen bei Ihrer Krankenkasse nach, wie die genauen Modalitäten sind.

lernen Sie die *Metta-Meditation* kennen, die ebenfalls eine ruhende Meditation ist, die Konzentration und Geschehenlassen beinhaltet. Schließlich erfahren Sie, wie Sie eine aktive Meditation durchführen können: Sie lernen *Kin-hin*, die Geh-Meditation, und *Ba Shou Qi Gong*, eine einfache chinesische Bewegungsmeditation. Die Reihenfolge ist nicht zufällig. Die Achtsamkeits-Meditation wird durch die Konzentrations-Meditation vorbereitet. Und die aktiven Formen der Meditation profitieren von einer guten Grundlage in Achtsamkeits-Meditation.

Transzendentale Meditation

Die *Transzendentale Meditation (TM)* wurde 1957 von dem Inder Maharishi Mahesh Yogi (1918–2008) gegründet und weltweit verbreitet. Große Bekanntheit erlangte TM auch dadurch, dass die Beatles, die Rolling Stones und andere Prominente Schüler des Maharishi wurden. Maharishi Mahesh Yogi gilt als einer der großen spirituellen Lehrer des 20. Jahrhunderts. Weltweit üben über 5 Millionen Menschen TM aus. Transzendentale Meditation ist relativ einfach. Die Grundübung besteht darin, zweimal täglich zwanzig Minuten lang ein Mantra zu wiederholen. Allein diese Übung führt bereits zu innerem Frieden. Diese Grundtechnik der TM ist sicher eine sinnvolle und empfehlenswerte Form der Meditation. Es gibt allerdings auch Kritik. Kritisiert werden vor allem die sektenähnlichen Strukturen der Organisation, die überhöhten Kosten (über 1000 Euro für den Grundkurs) und realitätsferne Versprechen. So behauptet die Organisation beispielsweise, dass mit fortgeschrittenen Techniken »yogisches Fliegen«, also freies Schweben im Raum möglich sei.

Meditation ohne Lehrer

Kann man Meditation überhaupt ohne Lehrer lernen? Vor allem, wenn man vorher noch nie etwas mit dem Thema zu tun hatte? Wir sind davon überzeugt, dass es praktisch jedem Menschen möglich ist, Meditation selbst zu lernen. Meditation ist etwas so Natürliches, dass man dazu so wenig einen Lehrer benötigt, wie für den aufrechten Gang. Dieser Vergleich ist sehr zutreffend und er zeigt auch, welche Grenzen es gibt. Selbstverständlich lernt jeder gesunde Mensch, aufrecht zu gehen. Doch will man so graziös laufen, wie ein Ballett-Tänzer, wird es ohne Lehrer schwierig. Auch wenn man einen Wirbelsäulenschaden hat, benötigt man Hilfe.

Ganz ähnlich ist es bei der Meditation. Wenn Sie körperlich und geistig einigermaßen gesund sind, werden Sie das Meditieren mit der Anleitung durch ein Buch selbstständig problemlos lernen können. Wollen Sie zu einem Meister der Meditation werden, benötigen Sie wahrscheinlich irgendwann einen Lehrer, der Ihnen hilft, Schwierigkeiten zu überwinden. Und auch wenn Sie unter größeren seelischen Beschwerden leiden, beispielsweise unter Schizophrenie oder einer Psychose, ist es wichtig, einen kompetenten Lehrer zur Seite zu haben. Haben Sie Bedenken, ob Meditation für Sie geeignet ist, suchen Sie sich einen Meditationslehrer.

Wie fange ich an?

Nun haben wir viel über theoretische Dinge gesprochen – jetzt ist es an der Zeit, zur Praxis zu kommen. Denn auch wenn Sie alles über Meditation wissen, wissen Sie immer noch nichts über das, auf was es ankommt – wie sich der Zustand der Meditation anfühlt und wie positiv sich dies auf das ganze Leben auswirkt. Fangen wir damit an, zu überlegen, was wichtig ist, wenn man mit der Meditation beginnt. Die naheliegenden Fragen sind: Wie bereite ich mich vor? Welche Hilfsmittel brauche ich? Wie muss ich sitzen? Muss ich auf den Atem achten? Welche Schwierigkeiten können beim Meditieren auftauchen – und wie kann man die überwinden? Meditation ist nicht schwierig zu lernen und große Probleme gibt es auch nicht.

Was die Meditation leichter macht

Meditation ist nichts »Heiliges«, das Sie nur in einem Tempel oder vor einem Schrein tun können. Im Grunde können Sie meditieren, wo auch immer Sie gerade sind. In der U-Bahn, zu Hause, bei Lärm, bei Stille, am Strand, im Wald, ja sogar mitten auf dem Marktplatz. Wenn Sie mehr Erfahrung mit Meditation haben, ist es sogar sehr gut, nicht nur im stillen Kämmerlein zu üben, sondern im Alltag. Darüber werden wir im letzten Kapitel noch eingehend sprechen.

Nur ist es für Anfänger in der Meditation schwieriger, die innere Stille zu finden, wenn die Sinne von außen abgelenkt werden. Deshalb ist es am Anfang sehr hilfreich, äußere Bedingungen zu schaffen, die es leichter machen, wirklich innerlich zur Ruhe zu kommen:

- Gewohnheiten aufbauen: Meditieren Sie möglichst am selben Ort und zur selben Zeit.
- Gedämpftes Licht: Vermeiden Sie zu helles Licht, aber auch Dunkelheit.
- Angenehme Temperatur: Sie sollten weder schwitzen noch frieren.
- Äußere Ruhe: Ungestört zu bleiben ist anfangs wichtig. Schalten Sie das Telefon aus.
- Bequeme Kleidung: Tragen Sie lockere, luftdurchlässige Kleidung bei der Meditation.
- Uhr: Auf die Uhr zu sehen unterbricht die Meditation. Verwenden Sie eine Eieruhr, die Uhr im Handy – oder üben Sie mit der CD.

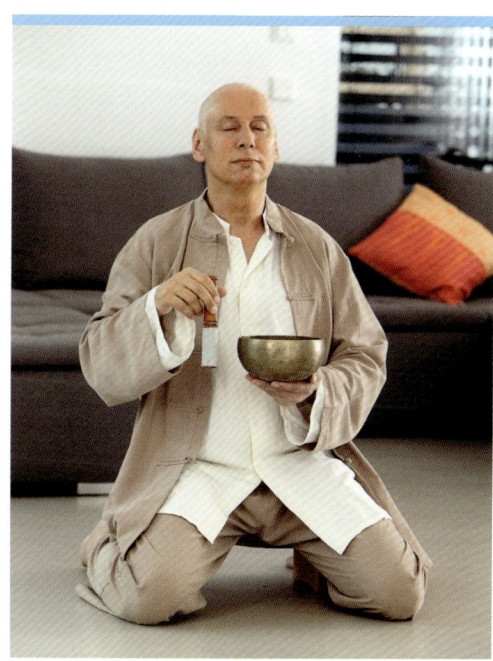

Bei der Samatha-Meditation kann eine Klangschale als Meditationsobjekt dienen.

Meditationshaltungen

Die Haltung ist in der Meditation sehr wichtig. Dabei geht es nicht darum, ein geheimnisvolles Ritual zu vollziehen. Sie können in vielen Haltungen meditieren. Wichtig ist, dass die Position eine aufrechte Wirbelsäule und eine freie Atmung ermöglicht und dass sie stabil und entspannt ist. Ein paar Meditationshaltungen haben sich besonders bewährt:

- **Lotus-Sitz:** Jeder Fuß liegt dabei auf dem Oberschenkel des anderen Beines. Diese Haltung ist ideal, da sie besonders stabil ist, aber sie erfordert eine besondere Flexibilität.
- **Halber Lotus:** Ein Fuß liegt auf dem Oberschenkel des anderen Beines, der andere Fuß liegt auf dem Boden.

- **Schneidersitz:** Die Beine sind überkreuzt, beide Füße liegen auf dem Boden.
- **Fersensitz:** Die Füße liegen mit der Fußoberseite auf dem Boden, die großen Zehen berühren sich und der Po ruht auf den Fersen.
- **Sitzen auf einer Meditationsbank oder einem Kissen:** Ein Meditationskissen oder noch besser eine Meditationsbank erleichtert alle bisher beschriebenen Stellungen. Das Becken kann nach vorn kippen und die Wirbelsäule aufrichten.
- **Stuhl:** Auch auf einem normalen Stuhl können Sie gut meditieren. Wichtig ist die Höhe: Beide Fußsohlen sollten auf dem Boden ruhen und die Oberschenkel sollten leicht nach unten weisen.

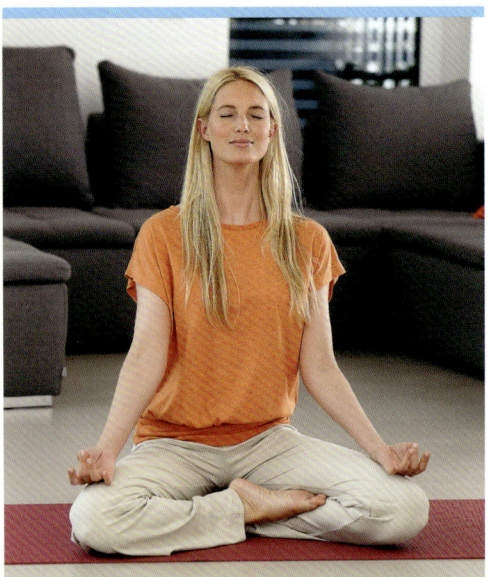

Der halbe Lotus (*Ardha Padmasana*) ist einfacher zu erlernen als der volle Lotus-Sitz (*Padmasana*), aber weniger stabil.

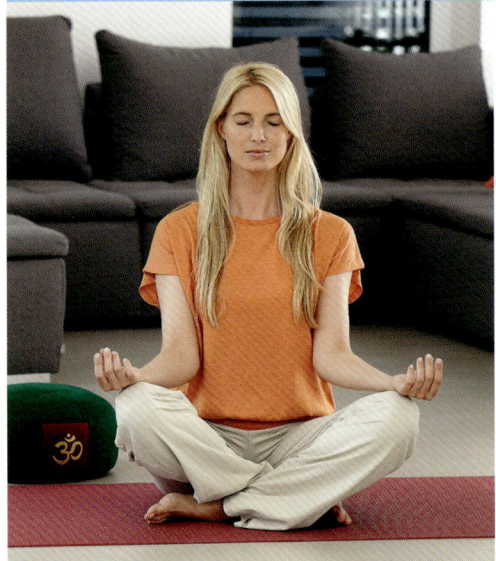

Beim Schneidersitz (*Sukhasana*) sind die Beine überkreuzt. Ein Sitzkissen hilft dabei, dass der Rücken aufrecht bleibt.

Die Handhaltung

Auch für die Haltung der Hände gibt es kein Muss. Aber zwei traditionelle Handhaltungen (Mudras) haben sich bewährt:

- Die Hände liegen wie eine Schale im Schoß; eine Hand liegt in der anderen. Die Daumen berühren sich und bilden einen Kreis.
- Die Handrücken liegen auf den Oberschenkeln; dabei berühren sich Daumen und Zeigefinger.

Der Atem

In der Regel ist es am besten, den Atem ganz natürlich fließen lassen, ohne irgendwie einzugreifen. Kontrolliert man den Atem, ist ein Teil des Bewusstseins nicht mehr bei der Meditation.

Drei »Meditationstricks«

Tief durchatmen: Atmen Sie vor der Meditation dreimal tief durch. Das hilft, schnell in die Meditation einzusteigen. Vier Sekunden einatmen, acht Sekunden den Atem anhalten, acht Sekunden ausatmen.

Zunge an den Gaumen: Das schließt einen inneren Energiekreislauf und erleichtert es, die Meditation zu vertiefen.

Lächeln: Die Gesichtsmuskulatur ist mit Emotionen assoziiert – ein Lächeln hilft dabei, schneller die positiven Wirkungen der Meditation zu erfahren.

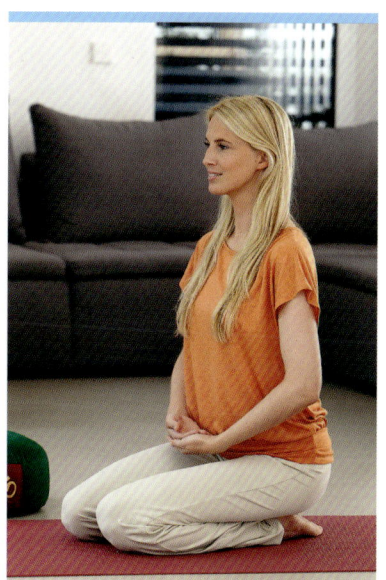

Der Fersensitz (*Vajrasana*) ist sehr stabil. Als »Sei-za« ist er eine klassische Sitzhaltung im Za-Zen.

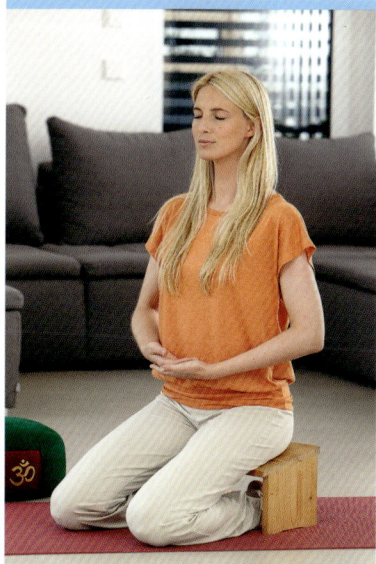

Mit einer Meditationsbank fällt es auch Ungeübten leicht, im Fersensitz zu meditieren.

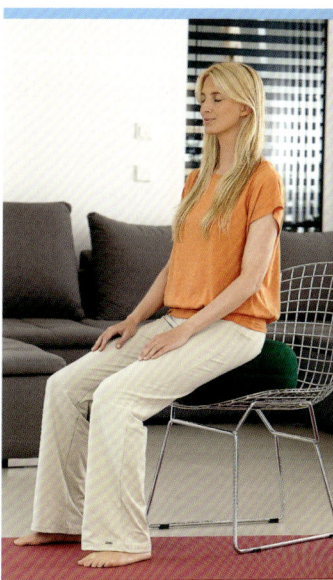

Beim Meditieren auf einem Stuhl sollte man aufrecht, aber entspannt sitzen.

Meditationshindernisse

Jeder, wirklich jeder, der mit dem Meditieren anfängt, stößt auf kleinere oder manchmal auch größere Schwierigkeiten. Aber keine davon ist unüberwindlich – auch für »ganz normale« Menschen. Lassen Sie sich also nicht entmutigen. Wenn Sie wissen, was Ihnen begegnen kann, wird es schon ein wenig leichter.

Aufdringliche Gedanken

Was immer – ausnahmslos – geschieht, ist, dass es nicht so schnell gelingt, die Gedanken zur Ruhe zu bringen. Das macht aber nichts – daran sieht man überhaupt oft erst, wie unruhig der Geist tatsächlich ist!

Es klingt beim Lesen so unspektakulär: »Die unruhigen Gedanken zur Ruhe bringen.« Vielleicht haben Sie ja überhaupt nicht das Gefühl, dass Ihre Gedanken sonderlich unruhig wären. Erst in der Meditation, wenn Sie versuchen wollen, innere Stille zu finden, merken Sie, dass es gar nicht so einfach ist, wie es klingt. Bleiben Sie

Info

Patanjali war ein indischer Gelehrter, der vor etwa 2000 Jahren lebte. Man weiß wenig über sein Leben, doch sein Hauptwerk, das *Yoga-Sutra*, ist bis heute die Grundlage des Yoga. Darin werden unter anderem auch die Stufen der meditativen Erfahrung, die Hindernisse und die Wirkungen der Meditation beschrieben.

einfach dabei, das zu registrieren, und wenn Sie es bemerken, wieder zur Übung zurückzukehren. Die Übung ist das A und O. Schon bald werden Sie merken, wie die Gedanken nicht mehr so aufdringlich sind und wie Sie zur Ruhe kommen.

Jucken, Kribbeln, Schmerzen

Lästige Körperempfindungen sind ganz normal. Versuchen Sie, diese einfach zu betrachten, und setzen Sie ihnen keinen Widerstand entgegen. Zappeln Sie nicht, kratzen Sie sich nicht – und Sie werden bemerken, dass die Missempfindungen von selbst wieder verschwinden. Beobachten Sie einfach, was Sie wahrnehmen, mit der Einstellung: »Aha, das ist interessant!«, anstatt: »Oh, wie unangenehm!« Je weniger Sie das Jucken, das Kribbeln oder auch Schmerzen durch den Druck der Füße auf den Boden oder verspannte Muskeln ernst nehmen, desto schneller vergehen diese Empfindungen. Dass unangenehme Dinge von selbst vergehen, ist eine wichtige Erfahrung!

Zeitprobleme

Manche Menschen meinen, dass sie bereits zu viele Aufgaben hätten. Jeden Tag eine halbe oder auch nur eine Viertelstunde Meditation – das scheint nicht in den Zeitplan eines aktiven, beruflich stark eingespannten Menschen zu passen, der sich vielleicht auch noch um seine Familie kümmern muss. Es ist jedoch ein Irrtum, dass Meditation Sie wertvolle Zeit kostet. Das ist nur als Ausrede gut. Die Zeit, die Sie für die Meditation aufwenden, kommt allen anderen Tätigkeiten zugute. Sie werden effektiver und konzentrierter. Durch Meditation haben Sie nicht weniger Zeit, sondern mehr!

Zweifel

Zweifel und Skepsis sind wertvolle Dinge. So ist es auch ganz natürlich, wenn Sie bezweifeln, dass Meditation wirklich Ihr Leben positiv verändern kann. Es gibt ja auch Behauptungen, die man völlig zu Recht anzweifelt – beispielsweise, wenn gewisse Sekten behaupten, Sie würden durch Meditation übernatürliche Fähigkeiten erlangen oder das Fliegen lernen.

Zweifel werden dann zum Hindernis in der Meditation, wenn sie stärker als die empirische Haltung werden und den Geist vereinnahmen. Alles, was Sie hören, können Sie mit Skepsis betrachten. Lassen Sie sich davon aber nicht abhalten, eigene Erfahrungen zu machen.

Erwartungen

Die andere Seite des Zweifels sind übertriebene Erwartungen. Wenn Sie erwarten sollten, geheimnisvolle Kräfte durch Meditation zu bekommen, werden Sie wahrscheinlich enttäuscht werden. Auch wenn Sie erwarten, durch ein bisschen Meditation zum heiteren Weisen und frei von Alltagsproblemen zu werden, wird Sie die Realität bald auf den Boden zurückholen. Übertriebene Erwartungen sind ein Meditationshindernis, da sie den Geist mit Unnützem füllen und, wenn sie enttäuscht werden, demotivieren.

Das, was Sie tatsächlich durch Meditation erreichen, ist wahrlich gut genug: innerer Frieden, mehr Gelassenheit und mehr Freude am Leben. Probieren Sie es zwei Wochen lang, täglich mindestens eine Viertelstunde – und Sie können die positiven Wirkungen selbst erleben.

Trägheit

Menschen, die einen starken Willen haben und alles, was sie sich vornehmen, auch konsequent tun, haben es in vielerlei Hinsicht leichter im Leben. Das kann man bewundern. Doch leider gehören die meisten von uns nicht zu diesen bewundernswerten Menschen. Wir sind manchmal einfach zu faul, zu träge oder finden Ausreden, um nicht zu meditieren. Das ist ja alles ganz menschlich. Wenn es Ihnen so geht, betrachten Sie sich nicht mit Wut, sondern mit Mitgefühl. Kämpfen Sie nicht gegen einen imaginären »inneren Schweinehund«. Kämpfen Sie nicht gegen sich selbst. Seien Sie einfach besonders achtsam und machen Sie sich die positiven Erfahrungen, die Sie mit Meditation erleben, ganz bewusst.

Versuchen Sie, eine Gewohnheit der Meditation zu schaffen – dann wird es Ihnen immer leichter fallen. Gute Gewohnheiten sind mächtig!

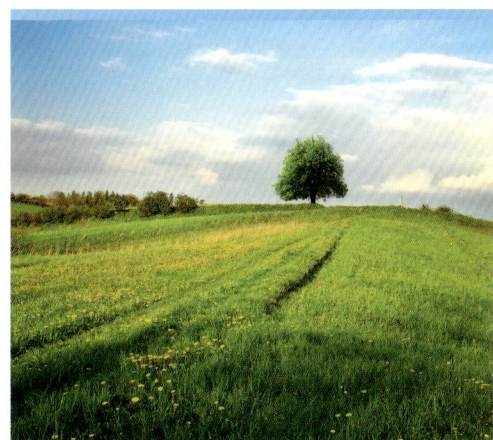

Die Meditationshindernisse sind ein wichtiger Bestandteil des Weges. Es lohnt sich, sie zu überwinden.

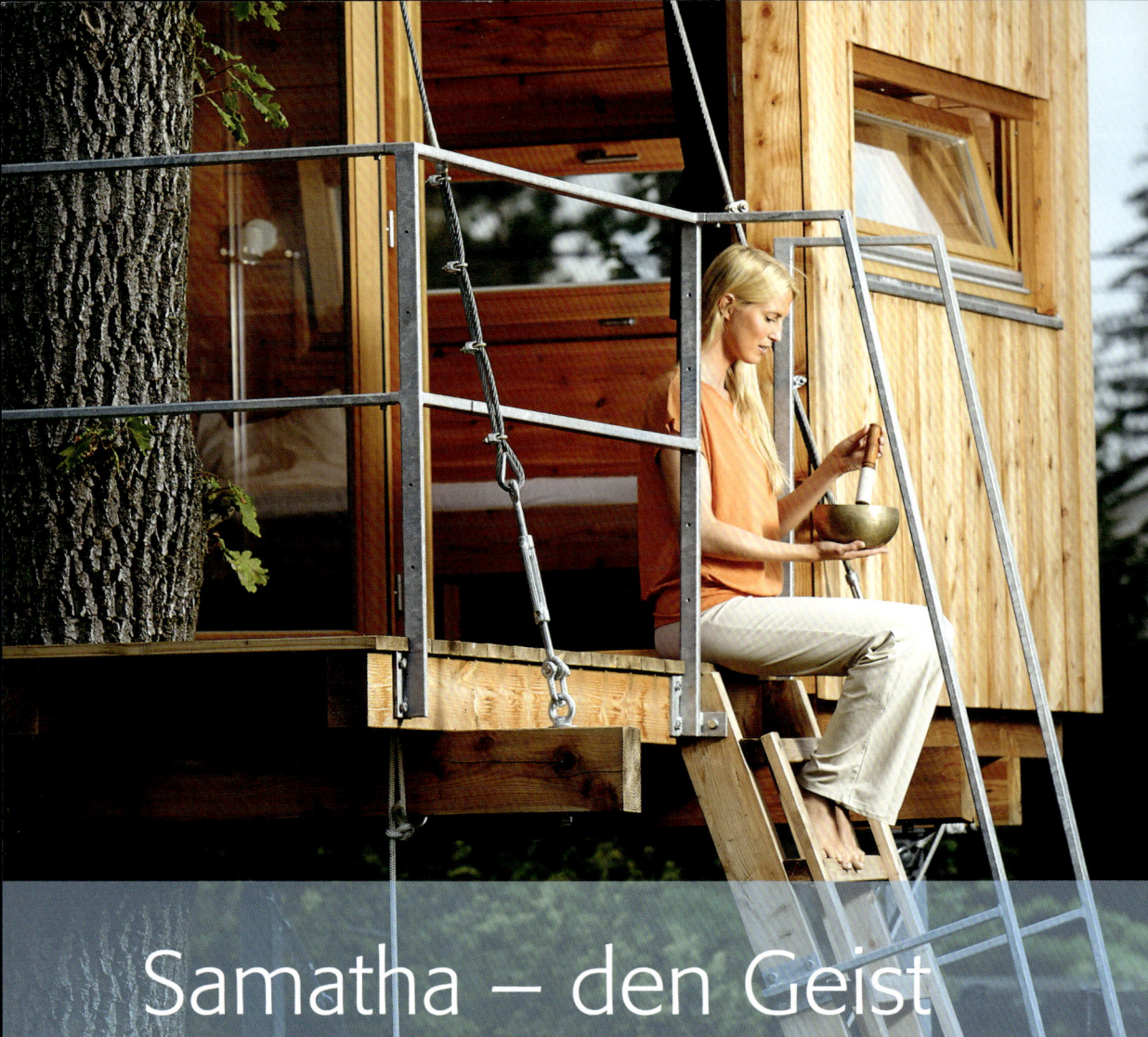

Samatha – den Geist zentrieren

Samatha ist das friedvolle Verweilen bei einem Gegenstand. Bei dieser Form der Meditation geht es darum, den unruhigen Geist still werden zu lassen, indem man ihn auf eine einzige Sache fokussiert. Samatha ist also Konzentrations-Meditation.

Konzentration

Samatha bedeutet in etwa »friedvolles Verweilen«. Nun könnte man vielleicht annehmen, dass damit das stille Sitzen gemeint sei – doch das ist nur eine äußere Form. Auch bei der Vipassana-Meditation sitzen Sie still da.

Das Charakteristische der Samatha-Meditation ist die Konzentration auf ein Meditationsobjekt.

In der Samatha-Meditation verweilt der Geist ruhig bei einer Sache. Dass das gar nicht so einfach ist, können Sie ganz leicht feststellen, wenn Sie es ausprobieren. Am besten tun Sie das jetzt sofort. Schließen Sie die Augen, drücken Sie Daumen und Zeigefinger gegeneinander und konzentrieren Sie sich auf diese Stelle. Wahrscheinlich werden sich sofort oder nach ein paar Sekunden Gedanken, Gefühle und innere Bilder einmischen. Das kann man nicht unmittelbar bewusst abstellen – es ist Gewohnheit. So funktioniert unser Alltagsbewusstsein.

Im Buddhismus gibt es dafür eine schöne Metapher: »Affengeist«. Wie eine Horde Äffchen springen unsere Gedanken und Gefühle von einem Ort zum anderen. Um diese Affenhorde zu zähmen, hilft nichts besser als Meditation – und zwar zunächst einmal Samatha, die konzentrative Meditation.

»Zunächst« deshalb, weil es auch eine andere Form der Meditation gibt, auf die wir im nächsten Kapitel zu sprechen kommen werden: Vipassana, die Achtsamkeits-Meditation.

Info

Kognitionsforscher nahmen lange an, dass das visuelle Arbeitsgedächtnis kaum beeinflussbar sei. Als jedoch tibetische Mönche untersucht wurden, die über jahrzehntelange Meditationserfahrung verfügten, staunten die Forscher nicht schlecht: Die Mönche waren in der Lage, über längere Zeit Objekte unverändert vor ihrem inneren Auge stehen zu lassen!

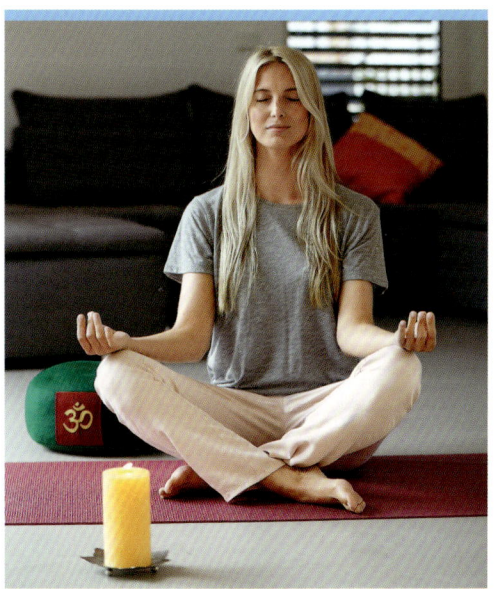

In der Samatha-Meditation verweilt der Geist ruhig bei einer einzigen Sache: beispielsweise bei einer Kerze.

Es spricht einiges dafür, zuerst einmal zu lernen, wie man sich wirklich konzentriert. Und zwar in friedlicher Art und Weise, nicht angestrengt wie bei einer Prüfung.

Manchmal wird Samatha lediglich als Vorübung für Vipassana angesehen. Doch das ist nur eine Sichtweise. Sie können durchaus auch Ihr Leben lang mit großem Gewinn Samatha üben. Eines der wichtigsten Ziele der Meditation ist ein klarer, friedvoller Geist. Und Samatha ist mit Sicherheit ein guter Weg dorthin. Ist der Geist fokussiert, kehrt innere Ruhe ein.

Konzentration – auf was?

Die Frage ist nun, auf was man sich am besten bei der Samatha-Meditation konzentriert. Obwohl es vor allem um die Konzentration geht,

Info

Im Buddhismus gibt es vierzig klassische Gegenstände der Meditation:
- Naturkräfte, Farben, Licht, Raum
- Die Zustände Verstorbener
- Vergegenwärtigungen von Buddha, Göttern, Tugenden oder dem Atem
- Die »göttlichen Tugenden«: Liebevolle Güte, Mitgefühl, Freude, Gleichmut
- Unendlichkeit, Raum, Zeit, Bewusstsein
- Das Wesen der Nahrung
- Meditation über die vier Elemente

ist es nicht ganz gleichgültig, worauf sich unser Geist richtet. Auch bei der Bearbeitung der Steuererklärung sind wir vielleicht sehr konzentriert – aber innerer Frieden kehrt dadurch wohl nur ausnahmsweise ein.

Manche der klassischen Meditationsobjekte sind sehr kulturabhängig, wie die Meditation über Götter, sehr schwierig, wie die Meditation über die Unendlichkeit, oder sehr makaber, wie die Meditationen über die verschiedenen Stadien der Verwesung. Es bleiben aber genug sinnvolle Objekte, die für westliche Meditationsanfänger leicht einzusetzen sind. Unter anderem sind das:
- Atem
- Farben
- Licht
- Wasser
- Feuer
- Körperteile
- Klang
- Liebevolle Güte

All diesen Meditationen ist eines gemeinsam: Sie richten dabei Ihre Konzentration auf eine Sache, und zwar auf etwas, das Ihnen Einsicht verschafft und positive Gefühle mit sich bringt. Auch bei den makabersten buddhistischen Meditationen geht es darum, dass durch stille Betrachtung des Unangenehmen oder Furchteinflößenden Einsicht und innerer Frieden entstehen.

Wir werden Ihnen nun ein paar Möglichkeiten, eine Konzentrations-Meditation durchzuführen, genauer erklären. Einer Form der Meditation, die auch in diesem Kapitel auftauchen könnte, haben wir ein eigenes Kapitel gewidmet: Der

Metta-Meditation (S. 38), bei der das Meditationsobjekt die Haltung der Liebevollen Güte ist.

Wir empfehlen Ihnen, die folgenden Möglichkeiten achtsam zu lesen und dabei darauf zu achten, welche Sie persönlich am meisten anspricht. Am Ende des Kapitels werden wir Ihnen jedoch auch ein paar Hinweise geben, welche Form der Konzentrations-Meditation für Sie besonders geeignet sein könnte.

Den Atem zählen

Die einfachste Form der Samatha-Meditation besteht darin, den Atem zu zählen. Das scheint fast zu einfach – doch Sie werden feststellen, dass selbst dabei das anfängliche Problem jeder Meditation auftaucht: Die Gedanken schweifen ab, und plötzlich wissen Sie nicht mehr, wo Sie beim Zählen sind. Das ist aber ganz normal und eben das, was man in der Meditation übt – die Konzentration aufrechtzuerhalten.

Sie setzen sich also in Ihre favorisierte Meditationshaltung, schließen die Augen und zählen Ihren Atem. Einatmen: eins. Ausatmen. Einatmen: zwei. Ausatmen … Zählen Sie sieben Atemzüge und beginnen Sie dann wieder von vorn. Wichtig ist, dass Sie nicht versuchen, Ihren Atem zu kontrollieren. Es geht um Meditation, nicht um Atemkontrolle!

Das Zählen des Atems ist die natürlichste und einfachste Meditation, die sich für Meditationsanfänger ganz besonders empfiehlt. Wenn Sie noch nie meditiert haben, ist das Atemzählen wahrscheinlich der beste Einstieg. Versuchen Sie, zweimal fünf Minuten täglich eine solche Kurzmeditation durchzuführen.

Objekte und Kerzen

Eine sehr gute Form der Konzentrations-Meditation ist die Meditation mit Bildern oder Objekten. Als Bilder eignen sich Darstellungen von Göttern, Buddha, Jesus oder großen Vorbildern wie Ghandi oder dem Dalai Lama. Mit »Objekten« sind beispielsweise Buddhastatuen, das Kreuz, Mandalas ebenso wie Blumen oder Kunstwerke gemeint.

Auch Kerzen sind solche Objekte. Kerzen haben eine ganz besondere Stellung. Durch die lebendige, sich stets verändernde und dabei doch gleichbleibende Flamme ziehen sie die Konzentration auf sich und machen es leichter, den Geist zu fokussieren. Mit etwas Erfahrung sind Kerzen auch ein guter Zeitgeber.

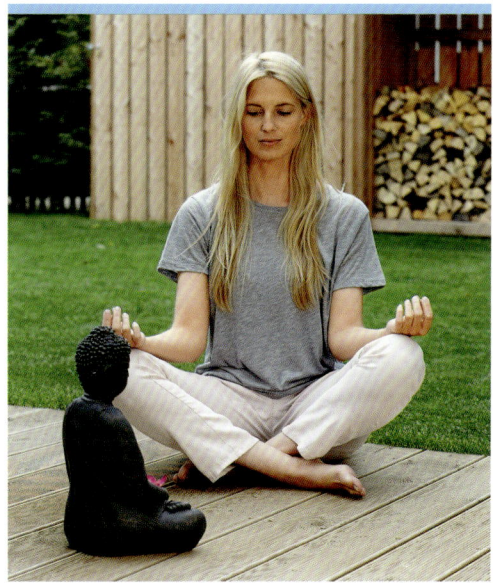

Man kann alles als Meditationsobjekt nehmen, auch alltägliche Gegenstände. Es muss nicht immer ein Buddha sein.

Bei dieser Form der Samatha-Meditation sind Ihre Augen natürlich nicht geschlossen. Am besten ist es, wenn die Augen halb geschlossen sind. Dann werden einerseits die Sinne nicht mit Wahrnehmungen überflutet, andererseits können Sie Ihr Meditationsobjekt wahrnehmen. Das Meditationsobjekt stellen Sie so vor sich hin, dass Sie es betrachten können, ohne dabei den Kopf beugen zu müssen. Das ist meist eine Entfernung von ein bis eineinhalb Metern.

Sie sitzen mit halb geschlossenen Augen in Ihrer gewählten Meditationshaltung, nehmen sich ein wenig Zeit, ruhig zu werden, und versenken sich dann in die Betrachtung. Es geht nicht um Analyse. Es geht nicht um Nachdenken. Es geht nur um die Konzentration.

Wie betrachten Sie nun Ihr Meditationsobjekt? Das ist keine banale Frage, sondern eigentlich die, die immer auftaucht. Versuchen Sie, Ihr Meditationsobjekt als Ganzes zu sehen, ohne Ihre Augen auf einen Punkt scharf zu stellen. Natürlich können Sie auch einen Teil eines Objektes, beispielsweise den Kopf einer Statue, betrachten – doch auch hier gilt, dass Sie sich nicht auf einen Punkt, sondern auf den Kopf als Ganzes konzentrieren.

Ganz unvermeidlich werden Gedanken dazu auftauchen. Halten Sie diese Gedanken nicht fest, grübeln Sie nicht, sondern kehren Sie zur Betrachtung des Objektes zurück.

Mit der Zeit wird das Objekt an Tiefe und Bedeutung gewinnen. Das ist ein Zeichen dafür, dass Ihr Geist schon stiller geworden ist und mehr aufnehmen kann.

Üben Sie diese Form der Meditation mindestens 15 Minuten lang – denn der Geist benötigt ein wenig Zeit, um auf tiefe Meditation umzuschalten. Natürlich können Sie auch länger meditieren, wenn Sie möchten und merken, dass es Ihnen guttut. Einmal täglich 15 Minuten sollten es am Tag mindestens sein; besser zweimal am Tag.

Lichtpunkt-Meditation

Die Lichtpunkt-Meditation ist eine anspruchsvolle, aber sehr intensive Form der Konzentrations-Meditation. Das Meditationsobjekt ist dabei eine Verbindung aus Farbe und Licht. Wie der Name schon andeutet, geht es bei der Lichtpunkt-Meditation darum, eine farbige, strahlende, punktförmige Lichtquelle zu visualisieren. Damit ist keine äußere Lichtquelle gemeint, sondern es geht um ein lediglich innerlich vorgestelltes Licht. Die Qualität dieses Lichtes ist strahlend – und zwar so deutlich, dass es zu blenden scheint, obwohl Sie natürlich von einem visualisierten Licht nicht wirklich geblendet werden können.

Die Visualisierung eines solchen Lichtes gelingt kaum ohne längere Übung. Doch bereits die Übung ist sehr intensiv und wertvoll. Sie fördert die Konzentration enorm, sie führt auf fast spielerische Weise zu einer wirklich punktförmigen Konzentration und sie hat ein konkretes Ziel, das Sie anstreben können – das ist ja für westliche Menschen oft sehr wichtig, um die Motivation aufrechtzuerhalten.

Sie werden sofort ohne jeden Zweifel erkennen, wenn es Ihnen gelingt, den Lichtpunkt zu finden. Das Aufstrahlen des Lichtpunktes ist nicht misszuverstehen. Es löst tiefes Staunen und ein großes Glücksgefühl aus. Das klingt alles ein wenig mysteriös. Es ist jedoch nur eine weitere Form der konzentrativen Meditation, die den visuellen Kortex stimuliert.

Methoden der Visualisierung

»Stellen Sie sich einen strahlenden Lichtpunkt vor!« – das ist wohl eine Anleitung, die die meisten Menschen überfordert. Sie sitzen mit geschlossenen Augen … und dann? Vielleicht sehen Sie ein paar farbige Flecken, vielleicht aber auch nur eine graue Fläche. Wie macht man es, ein strahlendes Licht zu visualisieren?

Wichtig ist, dass Sie auch an diese Meditation nicht mit einer überhöhten Erwartungshaltung herangehen, sondern eher mit neugierigem Forschergeist. Versuchen Sie nicht, das Aufblitzen vor dem inneren Auge zu erzwingen – das wird ohnehin kaum funktionieren.

Wenn Sie mit geschlossenen Augen sitzen, sehen Sie vielleicht nur eine graue Fläche. Wenn Sie genauer hinsehen, werden Sie bemerken, dass diese Fläche nicht einheitlich ist, sondern »Flecken« aufweist. Konzentrieren Sie sich auf einen dieser Flecken. Sie werden feststellen, dass Sie wiederum kein einheitliches Grau sehen, sondern dass auch – wahrscheinlich matt und diffus – Farbtöne dabei sind. Probieren Sie dann eine der folgenden Methoden:

- Versuchen Sie, in die Farbe hineinzufliegen.
- Lassen Sie sich in die Farbe hineinfallen.
- Stellen Sie sich vor, dass ein Laserstrahl aus der Mitte eines Farbflecks auf Ihr Auge trifft.
- Versuchen Sie, die Farbe mit der Kraft Ihrer Konzentration zu verdichten.

- Stellen Sie sich vor, dass Sie nach und nach Schleier abziehen, sodass die Farbe immer intensiver wird.

Wenn es Ihnen gelingt, die innere Farbwahrnehmung zu vertiefen, ist das schon sehr gut. Irgendwann, abhängig von Ihrer Vorstellungskraft, der Tiefe Ihrer Konzentration und von der Tagesform, wird es zu einem Aufblitzen des Lichtes kommen.

Vielleicht wird die Farbe allmählich intensiver. Oft ist es aber so, dass Sie eine plötzliche sehr intensive Farbwahrnehmung mit einer neuen, unverwechselbaren Qualität erleben.

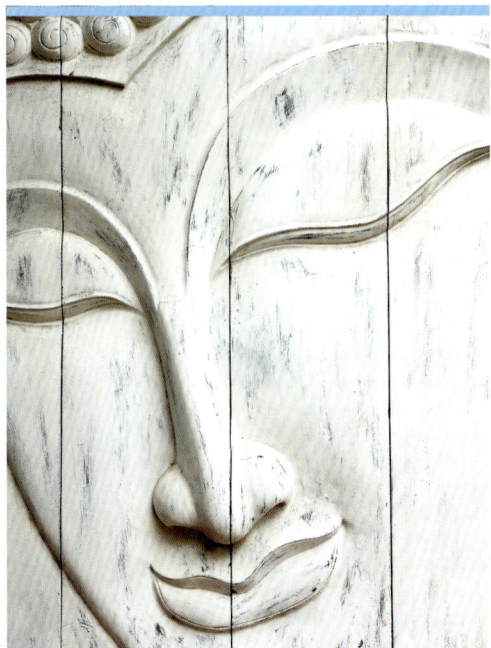

Vielen Menschen gibt das stille, friedvolle Gesicht Buddhas Inspiration. Das muss nicht mit Religion verbunden sein.

Doch Meditation ist ein Weg und kein Ziel. Versuchen Sie, auch wenn Sie »Erfolg« hatten, immer wieder ganz in das strahlende Licht einzutauchen und möglichst lange dort zu verweilen.

Mudras

»Mudra« bedeutet so viel wie »Siegel« oder »Geste«. Gemeint sind damit Handstellungen, die ein fester Bestandteil hinduistischer und buddhistischer Meditationsübung ist. Oft werden Mudras auch gezielt geübt, um die Gesundheit zu verbessern oder mit seelischen Beschwerden umzugehen.

Sie können Mudras in der Meditation als Konzentrationsobjekt verwenden. Das bedeutet, dass Sie mit geschlossenen oder halbgeöffneten Augen Ihre Konzentration ganz auf die Haltung der Hand richten. Wie bei der Meditation auf ein Bild sollten Sie auch dabei nicht mit Ihrer Aufmerksamkeit »wandern«, sondern die Hand, die Finger und die Berührungsstellen als Ganzes wahrnehmen.

Wir möchten Ihnen hier ein paar einfache Mudras vorstellen. Für den Zweck der Meditation ist es übrigens gleich, welche Mudra Sie wählen. Am besten ist, Sie suchen sich eine aus, bei der Sie sich intuitiv wohlfühlen. Unter »Wirkung« haben wir angegeben, welche Kräfte der jeweiligen Mudra traditionell zugeschrieben werden.

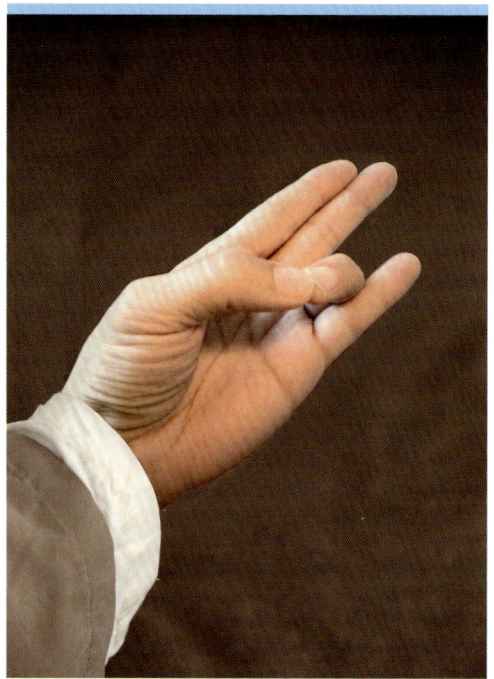

Prithvi Mudra

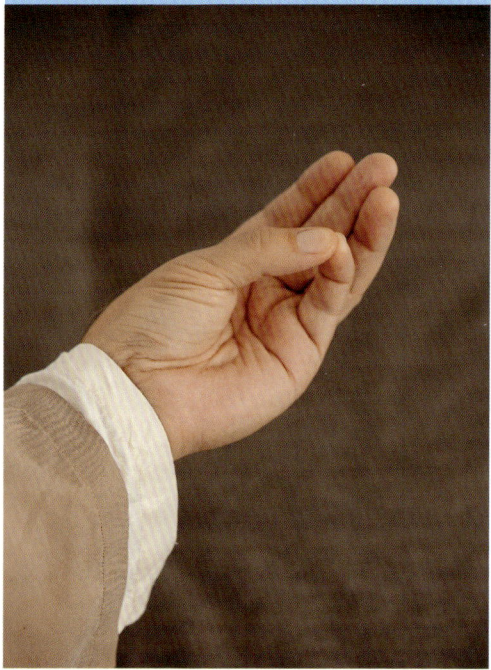

Varun Mudra

Prithvi Mudra

Für die Prithvi Mudra führen Sie die Fingerkuppen von Daumen und Ringfinger zusammen und legen sie aneinander, sodass sie einen Ring ergeben. Die anderen drei Finger lassen Sie locker gestreckt.
Wirkung: gibt Vertrauen und Sicherheit.

Varun Mudra

Bilden Sie die Varun Mudra, indem Sie die Fingerkuppen von Daumen und kleinem Finger aneinanderlegen. Die anderen Finger bleiben gestreckt – doch nur so weit, wie es Ihnen anstrengungslos möglich ist.
Wirkung: fördert Anpassungsfähigkeit und geistige Flexibilität.

Agni Mudra

Die Agni Mudra bilden Sie, indem Sie mit der Ringfingerspitze die Daumenwurzel berühren. Der Daumen liegt über dem zweiten Glied des Ringerfingers. Die anderen Finger bleiben dabei gestreckt. Sie halten die Hand neben dem Körper erhoben, Handfläche nach vorn.
Wirkung: schenkt Wärme und Reinheit.

Vaayu Mudra

Bei der Vaayu Mudra winkeln Sie den Zeigefinger an, sodass die Fingerkuppe die Daumenwurzel berührt. Der Daumen liegt über dem zweiten Glied des Zeigefingers.
Wirkung: erleichtert das Verstehen anderer Menschen und der eigenen Seele.

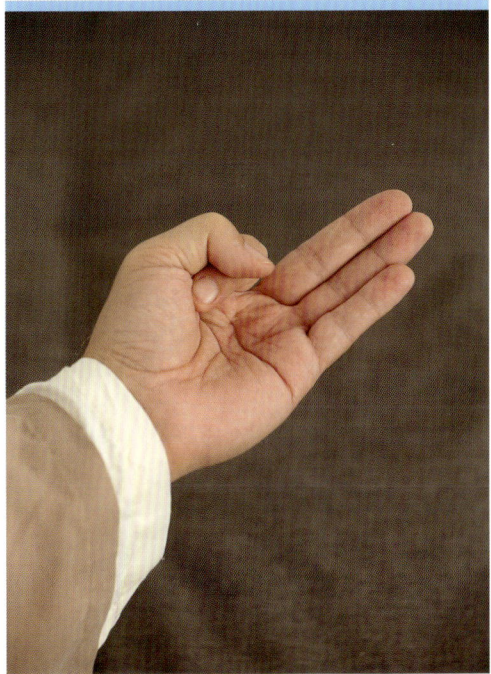

Agni Mudra

Vaayu Mudra

Mantras

Eine sehr angenehme und beruhigende Meditationsform ist die Mantra-Meditation. »Mantra« bedeutet einfach »Spruch«. Es kann also jeder Sinnspruch, jede Frage, ein Gebet oder auch ein einziges Wort zum Mantra werden. Bei einer Mantra-Meditation sitzen Sie mit geschlossenen oder halboffenen Augen und beginnen dann das Mantra leise oder auch nur innerlich zu sprechen. Der große Vorteil der Mantra-Meditation ist, dass diese es den Gedanken sehr schwer macht abzuschweifen.

Om mani padme hum. Dies ist das wichtigste und bekannteste buddhistische Mantra. Es bedeutet »Om, Juwelen-Lotos«. Das Mantra bezieht sich auf das allumfassende Mitgefühl für alle Wesen.

Die mystische Silbe *OM*

OM ist im Hinduismus der Urklang, aus dem das gesamte Universum entstand. Es steht für die höchste Gottheit oder die »Weltseele«. Om ist auch das vereinende Symbol der hinduistischen Philosophie. Om wird auch als die Verbindung der drei Klänge A, U und M aufgefasst – so symbolisiert es »Trimurti«, die Dreiheit von Brahma, Vishnu und Shiva, sowie die drei Bewusstseinszustände Wachen, Träumen und die tiefste Ruhe. In den hinduistischen Religionen gilt es als das heiligste Mantra, und auch im Buddhismus spielt dieses Mantra eine zentrale Rolle.

Namo amitabha buddhaya. Mit diesem Mantra nimmt man »Zuflucht zum Amitabha Buddha«, dem Buddha der umfassenden Liebe. Amitabha Buddha wird als meditierender Buddha – als Symbol der Ruhe – oder stehend als segnender Buddha – als Symbol für die Erleuchtung aller Wesen – dargestellt.

Om tare tu tare ture soha. Dieses Mantra bedeutet die »Zuflucht zum weiblichen Bodhisattva«, Shyama Tara, die als grüne Göttin dargestellt wird. Sie steht für die Kraft des Mitgefühls und soll vor den acht Arten der Angst schützen.

Om namah Shivāya. Dieses hinduistische Mantra bedeutet »Ehre dem Shiva«. Shiva ist einer der drei indischen Hauptgötter. Er wird oft als »König des Tanzes« abgebildet, der im Tanz die Unwissenheit zerstört.

Auch Christliche Gebete, wie das *Vaterunser* oder das *Ave Maria* können als Mantra-Meditation dienen.

Sie können aber auch ein Mantra wählen, das Ihren Geist durch seine Bedeutung fesselt und dabei befreit. Solche Mantras können Affirmationen sein, beispielsweise:

- »Ich bin völlig in Ordnung, so wie ich bin.«
- »Alles ist, wie es ist, und so ist es gut.«

Noch interessanter sind aber vielleicht Mantras, die Fragen stellen, die an die Wurzeln der Existenz gehen, wie:

- »Wer bin ich?«
- »Wer bist du?«
- »Wer sind wir?«

Mit Meditation Leiden überwinden

Meditation ist kein Medikament, auch wenn sie sehr heilsam für Körper und Geist ist. Ob Sie nun Konzentrations-Meditation, Achtsamkeits-Meditation, Mantra-Meditation oder eine andere Form üben – das Ziel ist bei jeder Meditation letztlich das gleiche: inneren Frieden, Heiterkeit, Gelassenheit, Einheit mit sich selbst und der Welt finden.

Es gibt also keine spezielle Meditation für bestimmte Leiden – doch es gibt durchaus Empfehlungen, welche Meditation sich bei welchen grundlegenden Schwierigkeiten besonders eignet. Denken Sie aber daran, dass es nur Empfehlungen sind. Vertrauen Sie Ihrem Gefühl. Am wichtigsten ist es, dass Sie sich wohl mit der Meditation fühlen, die Sie üben.

Begierden überwinden

Wir haben alle möglichen Begierden. Manchmal wird das zu einem Problem, welches das gesamte Leben durchdringt. Die nichterfüllten oder enttäuschten Wünsche fesseln den Geist und schaffen Unruhe und Leiden. Für Menschen, die besonders stark von ihren Begierden getrieben werden, eignen sich die Mudra-Meditation oder Bewegungsmeditationen (S. 44 ff) besonders gut.

Aggressionen überwinden

Manche Menschen werden von Gefühlen der Wut oder des Hasses gesteuert. Hass führt aber nie zu etwas anderem als weiterem Hass und Leiden. Wer unter seinen aggressiven Ausbrüchen leidet, hat immerhin schon eine klare Mo-

tivation, etwas zu verändern. Besonders empfehlenswert sind Meditationen über Farben, eine Mantra-Meditation oder die Metta-Meditation (S. 38 ff.).

Traurigkeit überwinden

Traurigkeit verstärkt sich selbst: Wenn der Geist bei Negativem verweilt, treten die schlechten Dinge deutlicher hervor und die Traurigkeit nimmt zu. Traurigkeit kann viele Formen annehmen: depressive Verstimmung, Resignation, Bitterkeit, Unzufriedenheit mit dem Leben etc. Menschen, deren Leben es an Freude und Erfüllung fehlt, tun oft die Atem-Meditation und ganz besonders die Lichtpunkt-Meditation gut.

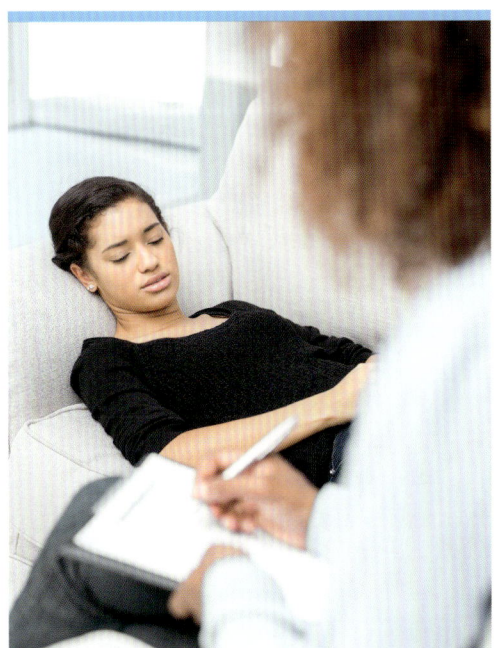

Meditation hat sich bei Depressionen und Ängsten als so wirksam wie Psychotherapie erwiesen.

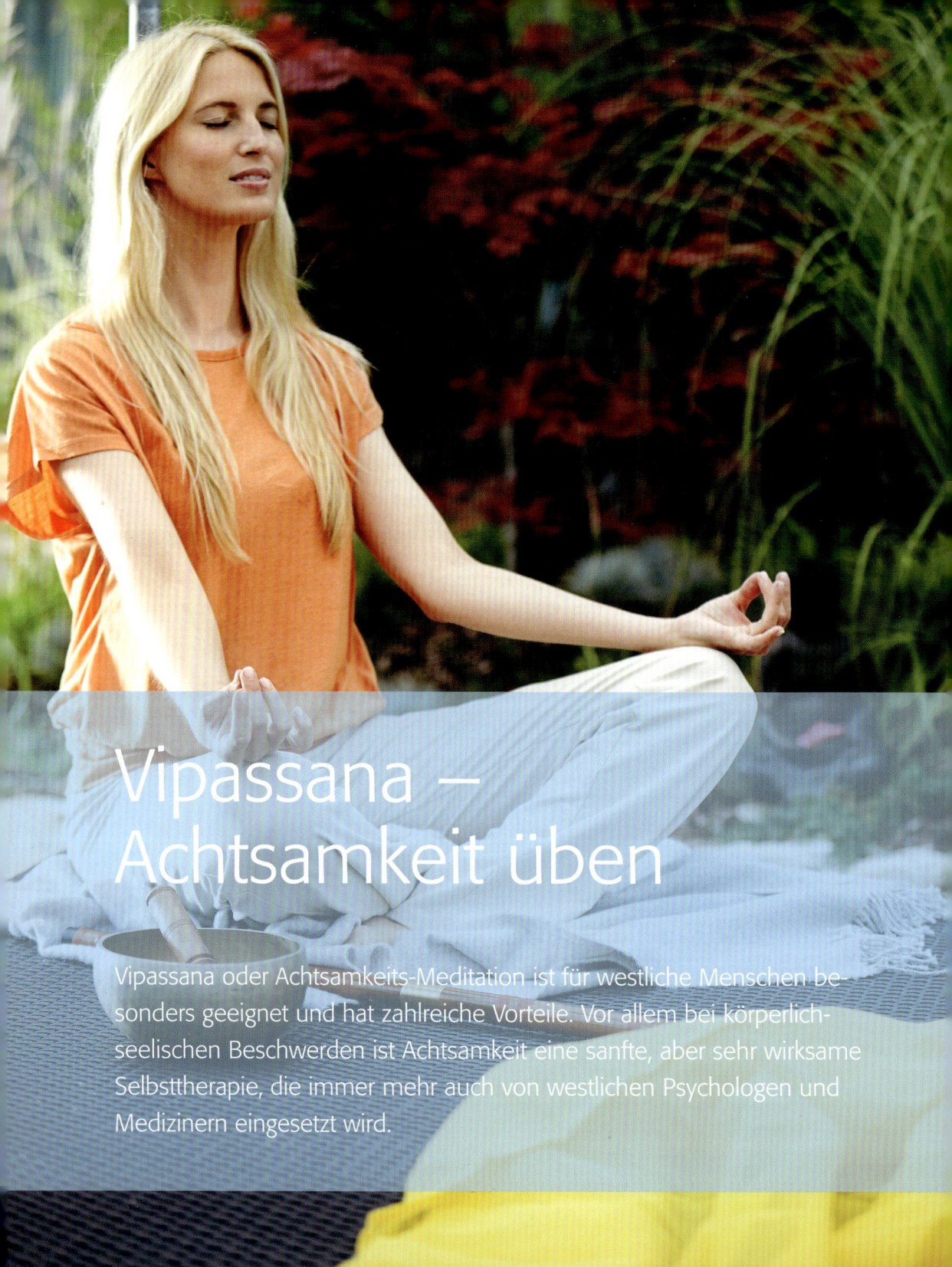

Vipassana –
Achtsamkeit üben

Vipassana oder Achtsamkeits-Meditation ist für westliche Menschen besonders geeignet und hat zahlreiche Vorteile. Vor allem bei körperlich-seelischen Beschwerden ist Achtsamkeit eine sanfte, aber sehr wirksame Selbsttherapie, die immer mehr auch von westlichen Psychologen und Medizinern eingesetzt wird.

Achtsamkeit

Wenn man von Meditation spricht, denken die meisten Menschen sofort an Vipassana-Meditation und Za-Zen. Diese traditionellen Meditationsformen aus dem buddhistischen Kulturkreis sind sicher die bekanntesten im Westen. Die Meditierenden sitzen dabei aufrecht und gerade – sonst sieht man eigentlich nichts. Eigentlich sieht es ja genauso aus wie die Samatha-Meditation, die wir im vorigen Kapitel beschrieben haben. Es gibt jedoch einen ganz entscheidenden Unterschied: Die Aufmerksamkeit ist nicht punktförmig konzentriert, sondern weitet sich.

Es geht also um das Gewahrsein im Hier und Jetzt, ohne Gedanken zu verfolgen, ohne sich an auftauchende Gefühle zu haften, ohne Absicht und ohne zu werten.

Das ist alles. Aber es ist nicht gerade wenig. Es sagt sich leicht: Gedanken und Gefühle nicht festhalten, ohne Absicht, ohne Werten. Bei der Samatha-Meditation hatten wir wenigstens ein Meditationsobjekt, zu dem wir zurückkehren konnten. Wenn der Fokus verloren ging, konzentrierten wir uns einfach wieder.

Doch was sollen Sie tun, wenn Sie sich auf »gar nichts« konzentrieren – wenn Sie sich überhaupt nicht konzentrieren? Wohin kehren wir bei der Vipassana-Meditation zurück, wenn die Gedanken abschweifen? Ins Hier und Jetzt, zur reinen, absichtslosen, nichtwertenden Beobachtung. Das scheint alles sehr kompliziert. In Wahrheit ist es dann doch nicht so schwierig. Auch die Fähigkeit, absichtslos im Hier und Jetzt zu verweilen, ist vor allem Übungssache. Die Übung beginnt nicht damit, alles, die ganze Realität, absichtslos und achtsam zu betrachten. Wir fangen ganz klein an – indem wir zunächst lediglich Ausschnitte der Realität achtsam ansehen. So ein »Ausschnitt der Realität« kann beispielsweise der Atem oder ein Körperteil sein.

Vipassana ist von der Kultur, aus der es stammt, besonders unabhängig, obwohl die Methode sehr alt ist. Schon im frühen Buddhismus spielt Vipassana eine zentrale Rolle. In der Vipassana-Tradition ging es schon immer vor allem um Befreiung von Leiden in *diesem* Leben. Das un-

Info

»Vipassana« bedeutet so viel wie »Einsicht«. Deshalb heißt die Vipassana-Meditation auch »Einsichts-Meditation« oder »Klarblicks-Meditation«. Die Einsicht, um die es geht, ist jedoch nicht »Kopfsache«. Gemeint ist ein intuitives Durchschauen der Illusionen, die uns davon abhalten, die Realität wirklich zu erkennen. Es gibt vor allem drei Illusionen: die Vorstellung, dass etwas beständig sein könnte; die Vorstellung, dass der Drang nach immer mehr irgendwann Befriedigung verschaffen könnte, und die Illusion des Ich. Der Weg zu Vipassana ist die Vipassana-Meditation.

terscheidet Vipassana nicht nur von den jenseitsbezogenen Glaubensreligionen, sondern auch von hinduistischen und buddhistischen Glaubensvorstellungen, bei denen es um Jenseitsvorstellungen beziehungsweise die Wiedergeburt geht.

Vipassana ist also ganz diesseitsorientiert und mit jeder religiösen Vorstellung vereinbar. Die Methode der Vipassana-Meditation zielt darauf ab, dass wir uns einfach der natürlichen Gegebenheiten, des fortwährenden Entstehens und Vergehens bewusst werden. Diese Vorgehensweise wirkt ziemlich modern. Und tatsächlich

Info

Zen-Buddhismus ist die japanische Form des Buddhismus. Zen hatte großen Einfluss auf alle japanischen Künste – von der Malerei und der Dichtkunst bis zum Blumenstecken und zu den Kampfkünsten. Die bedeutendste Übung im Zen ist »Za-Zen«, die stille Meditation im Sitzen. Tatsächlich bedeutet das japanische Wort nur das: »Sitz-Meditation«. Es gibt im Za-Zen kein definiertes Ziel – die Bedeutung des Sitzens ist das Sitzen selbst. Nur auf die Bedeutung der Achtsamkeit wird hingewiesen. Za-Zen ist also eine Form der Vipassana-Meditation. Auch im Za-Zen wird die Konzentrations-Meditation, insbesondere die Konzentration auf den Atem, als anfängliche und vorbereitende Übung empfohlen.

findet sich Vipassana heute auch in der Psychotherapie, in der Achtsamkeitstherapie und auch in spirituellen, an innerem Wachstum interessierten Strömungen des Christentums wieder.

Was bedeutet »Achtsamkeit«?

Vielen Menschen, auch solchen, die sich schon mit Meditation befasst haben, ist der Unterschied zwischen Samatha- und Vipassana-Meditation, zwischen Konzentration und Achtsamkeit nicht wirklich klar.

Wir können Achtsamkeit jedoch klar von Konzentration unterscheiden. Wenn wir uns konzentrieren, fokussieren wir die Aufmerksamkeit auf einen bestimmten Aspekt. Bei der Achtsamkeit machen wir das Gegenteil: Wir versuchen, die Aufmerksamkeit von Einzeldingen zu lösen. Beides ist wertvoll: die Konzentration und die Achtsamkeit.

Was tun Sie, wenn Sie ein Bild betrachten? Es gibt zwei Extreme. Entweder man tritt nah an das Bild heran, sodass es sich in Farben, Striche und Punkte auflöst. Dadurch gewinnt man eine tiefe Einsicht in die Machart des Bildes. Doch bleibt man dabei, nimmt man die Gestalt des Bildes überhaupt nicht mehr wahr. Das Bild ist ja mehr als die einzelnen Pigmente! Oder man tritt zurück und sieht das Bild als Ganzes – und nicht nur das Bild, sondern auch den Rahmen, den Raum, die Fliege, die an der Wand sitzt …

Meistens ist unser Bewusstsein in einem Zwischenzustand. Weder nehmen wir ganz die Tiefe wahr noch die Weite. Wir sehen ein Bild, manche Teile darauf fallen uns besonders ins Auge, anderes übersehen wir vollständig – das ist das Alltagsbewusstsein. In die Tiefe dringen ist Konzentration, das Ganze erfassen ist Achtsamkeit.

Die Übung in Konzentration ist wichtig, um zur wirklichen Achtsamkeit zu kommen. Sein Bewusstsein unfokussiert treiben zu lassen ist noch keine Achtsamkeit. Deshalb wird Samatha-Meditation oft als gute Vorbereitung für die Achtsamkeits-Meditation betrachtet.

Die Konzentrations-Meditation ist immer auch ein wenig ein Sich-Zurückziehen aus der Welt. Die Achtsamkeits-Meditation hingegen ist ein Sich-der-Welt-Öffnen. Man kann Konzentration und Achtsamkeit mit einem Makroobjektiv und einem Weitwinkelobjektiv einer Kamera vergleich. Idealerweise wird das »Weitwinkelobjektiv« so weit, dass es die gesamte Wahrnehmung umfasst.

Das Ticken einer Uhr

Wie sich die Wachheit der Achtsamkeits-Meditation von der gewohnten Aufmerksamkeit im Alltag unterscheidet, zeigten EEG-Untersuchungen an Zen-Meistern eindrucksvoll.

Bei regelmäßig auftretenden Ereignissen filtert unser Bewusstsein diese Ereignisse nach einer Weile aus. Tickt in Ihrem Zimmer eine Uhr? Normalerweise hören Sie das gar nicht mehr – nur wenn Sie Ihre Aufmerksamkeit darauf richten, nehmen Sie das Geräusch wieder wahr. Dieser Vorgang heißt fachpsychologisch »Habituation«. Wenn man die Augen geschlossen hat und entspannt ist, treten im EEG Alphawellen auf – sobald man die Augen öffnet, geistig aktiv wird oder eine neue Wahrnehmung auftritt, werden

Info

Achtsamkeit ist eine bestimmte Form der Aufmerksamkeit, die

- *absichtsvoll* ist, also nicht unbewusst oder durch die Umstände bedingt,
- sich auf den *gegenwärtigen* Moment bezieht, also nicht auf Vergangenheit oder die Zukunft gerichtet ist, und die
- *nicht wertend* ist, also keine Urteile und Bewertungen vornimmt, sondern bei der Wahrnehmung bleibt.

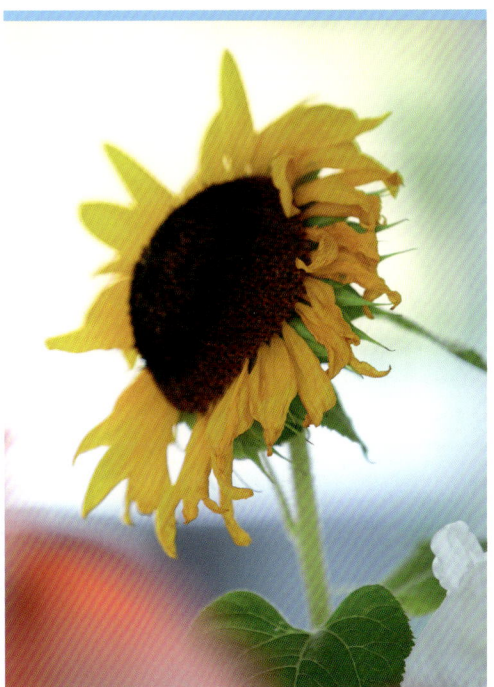

Achtsamkeit führt dazu, dass man mehr Einzelheiten bewusst wahrnimmt – das Leben wird bunter.

diese Wellen blockiert. Wenn nun ein bestimmter Wahrnehmungsreiz, wie das Ticken einer Uhr, wiederholt auftritt, hört man das Ticken nicht mehr und die Alphawellen werden nicht mehr blockiert.

Bei den untersuchten Zen-Meistern zeigte sich jedoch ein anderes Bild: Die Gewöhnung fand nicht statt – selbst nach einer halben Stunde zeigte das EEG, dass die Zen-Meister jedes Ticken der Uhr wahrnahmen. Und zwar nicht etwa, weil sie sich auf das Ticken der Uhr konzentrierten, sondern weil sie durch die Übung der Achtsamkeit offenbar einen deutlich wacheren Bewusstseinszustand erlebten!

Das ist genau das, was auch schon die ältesten Vipassana-Schriften beschreiben: Das Bewusstsein wird ungewöhnlich klar und wach und die Wahrnehmung all dessen, was ist, vertieft sich. Es tritt ein »Panorama-Bewusstsein« auf. Es ist, als würde ein Schleier, der unbemerkt vor unseren Augen war, beiseitegezogen.

Die Körperreise-Meditation

Diese einfache Achtsamkeitsübung ist in ähnlicher Form auch eine Grundübung des MBSR (vgl. S. 36), wo sie »Body-Scan« genannt wird.

Wir gehen bei dieser Übung mit unserer Achtsamkeit durch den ganzen Körper, nehmen zunächst einzelne Körperteile achtsam wahr und versuchen schließlich, den Körper in seiner Gesamtheit und dann auch die Umgebung in unsere Achtsamkeit einzubeziehen.

Mit dieser Übung lernen Sie erst einmal, Ihren Körper achtsam wahrzunehmen. Das ist schön – aber was haben Sie davon? Viel!

- Verspannungen lösen sich
- Wenn Sie Übergewicht haben, wird sich im Laufe der Zeit Ihr Gewicht normalisieren
- Gedanken und Gefühle beruhigen sich und Ihr Geist wird klarer
- Sie werden sich wohler in Ihrem Körper fühlen und seine Bedürfnisse besser erkennen
- Sie reduzieren Stress und seine Folgen
- Schlafstörungen werden gebessert

Die Dauer der Körperreise können Sie selbst bestimmen: Sie hängt davon ab, wie viel Achtsamkeit Sie jedem Körperteil zuwenden. 15 Minuten sollten es aber schon sein. Diese Übung finden Sie – als 15-minütige Kurzform – auch auf der beiliegenden CD.

Ideal ist es, wenn Sie die Körperreise morgens und abends üben. Morgens wird Sie Ihnen den Start in den Tag erleichtern. Und abends wird Sie Ihnen helfen einzuschlafen – führen Sie die Übung dann im Liegen durch. Wenn Sie nicht durch die gesamte Übung kommen, weil Sie einschlafen, macht das nichts – ausnahmsweise ist das ja gewollt.

Vorbereitung

Sie setzen sich in Ihre bevorzugte Meditationshaltung; schließen Sie Ihre Augen und kommen, soweit Sie im Augenblick dazu in der Lage sind, zur Ruhe. Atmen Sie ein paar Mal tief durch und lassen Sie ein kleines Lächeln auf Ihrem Gesicht erscheinen. Auch wenn Ihnen nicht nach Lächeln zumute ist – lächeln Sie dennoch.

Durch die Assoziationen zwischen körperlichen und geistigen Vorgängen wird Ihnen auch ein mechanisches Lächeln die Meditation erleichtern. Nehmen Sie sich ein wenig Zeit, um ganz und gar im Hier und Jetzt anzukommen.

Das rechte Bein

Richten Sie Ihre Aufmerksamkeit zunächst auf Ihr rechtes Bein. Nehmen Sie wahr, was Sie dort spüren. Achten Sie nur darauf, was Sie tatsächlich spüren – denken Sie nicht darüber nach, bewerten Sie Ihre Wahrnehmungen nicht und verändern Sie sie nicht. Nehmen Sie einfach wahr, was wirklich in Ihrem rechten Bein vorhanden ist.

Sie beginnen mit dem Fuß. Versuchen Sie zu spüren, wo Ihr Fuß die Unterlage berührt. Gehen Sie mit Ihrer Achtsamkeit dann weiter zu den Zehen. Spüren Sie jeden einzelnen Zeh. Dann wandern Sie zum Fußrücken und achten darauf, was Sie dort spüren können. Richten Sie Ihre Achtsamkeit auf die Fußsohle, dann gehen Sie weiter zum Fußgelenk, zur Wade, zum Knie und zum Oberschenkel.

Nehmen Sie nur wahr, was wahrzunehmen ist. Wenn Sie nichts oder wenig wahrnehmen, ist das auch in Ordnung. Versuchen Sie nicht einzugreifen. Wenn es juckt, juckt es, und Sie nehmen das Jucken wahr. Überlegen Sie nicht, warum es juckt oder ob Sie sich kratzen dürfen. Natürlich dürfen Sie – doch es ist nicht notwendig. Versuchen Sie wirklich nur bei der Wahrnehmung zu bleiben.

Schließlich betrachten Sie Ihr rechtes Bein als Einheit. Wie fühlt sich Ihr rechtes Bein an?

Das linke Bein

Wechseln Sie nun mit Ihrer Aufmerksamkeit zum linken Bein. Sie beginnen wieder bei den Zehen, gehen dann zum Fußrücken, zur Fußsohle, zum Fußgelenk, zur Wade, zum Knie und zum Oberschenkel. Und dann versuchen Sie Ihr linkes Bein als Ganzes wahrzunehmen. Lassen Sie sich Zeit, jeden Körperteil, auf dem Ihre Achtsamkeit ruht, wahrzunehmen.

Das Becken

Lenken Sie Ihre Aufmerksamkeit als Nächstes auf den Beckenbereich. Spüren Sie, wie die Sitzknochen die Unterlage berühren – spüren Sie die Geschlechtsorgane, den Damm, den Anus. Spüren Sie, wie sich Ihre Hüften anfüh-

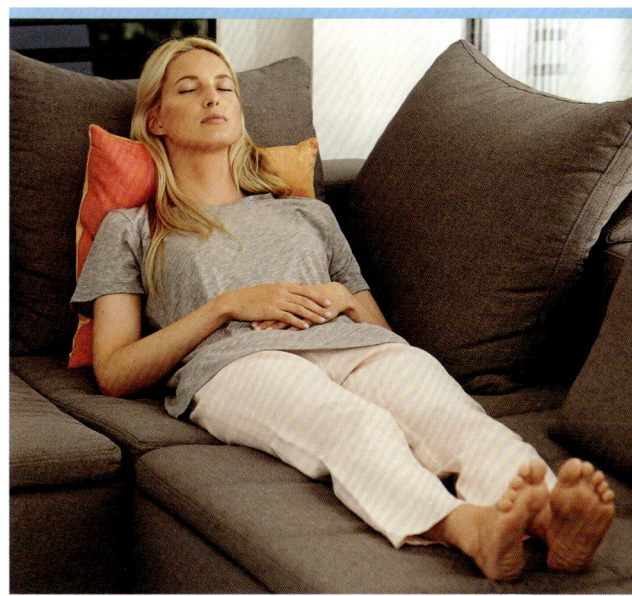

Bei der Körperreise-Meditation wandert man mit seiner Achtsamkeit durch den gesamten Körper. Man beginnt im unteren Teil des Körpers und geht dann langsam nach oben.

len. Nehmen Sie sich ausreichend Zeit, um jeden Teil Ihres Beckenbereiches achtsam wahrzunehmen. Schließlich versuchen Sie, den gesamten Beckenbereich als Ganzes wahrzunehmen.

Der Unterleib

Kommen Sie mit Ihrer Aufmerksamkeit zum Unterleib, zum unteren Rücken und zum Bauch.

Spüren Sie, wie sich Ihre untere Wirbelsäule und die Muskeln im unteren Rückenbereich anfühlen. Dann wechseln Sie zur Vorderseite des Körpers und spüren nach, wie sich der Bauch

anfühlt und wie er sich mit dem Atem bewegt. Schließlich betrachten Sie den unteren Bereich Ihres Körpers als Einheit.

Der Oberkörper

Kommen Sie mit Ihrer Aufmerksamkeit zum oberen Teil des Körpers. Spüren Sie, wie sich Ihr oberer Rücken anfühlt, spüren Sie Ihre Schulterblätter und die oberen Rückenmuskeln. Spüren Sie Ihre Brust, das Brustbein, die Rippen und das Heben und Senken des Brustkorbes mit der Atmung. Betrachten Sie dann Ihren oberen Körper als Ganzes.

Schultern und Arme

Achten Sie nun auf Ihren Schultergürtel, auf Arme und Hände. Wie fühlen sich Ihre Schultern an, Ihre Oberarme, Ihre Ellbogen, Ihre Handgelenke, Ihr Handrücken, Ihre Hand? Betrachten Sie nun Schultergürtel, Arme und Hände als Ganzes.

Hals und Nacken

Richten Sie Ihre Achtsamkeit auf Ihren Hals und Nacken. Wie fühlt sich der vordere Halsbereich an, der Kehlkopf, die Kehlgrube? Was spüren Sie im Nacken und in der Halswirbelsäule? Spüren Sie, was innerhalb Ihres Halses ist? Betrachten Sie nun Ihren Hals als Ganzes.

Der Kopf

Lenken Sie Ihre Achtsamkeit auf den Kopf. Was können Sie im Unterkiefer wahrnehmen? Wie spüren Sie Ihre Lippen, die Mundhöhle, den Gaumen, die Zähne? Was nehmen Sie in Ihrem Oberkiefer und der Nase wahr? Können Sie Augen und Augenhöhlen spüren? Wie fühlen sich Augenbrauen und Stirn an? Was nehmen Sie in

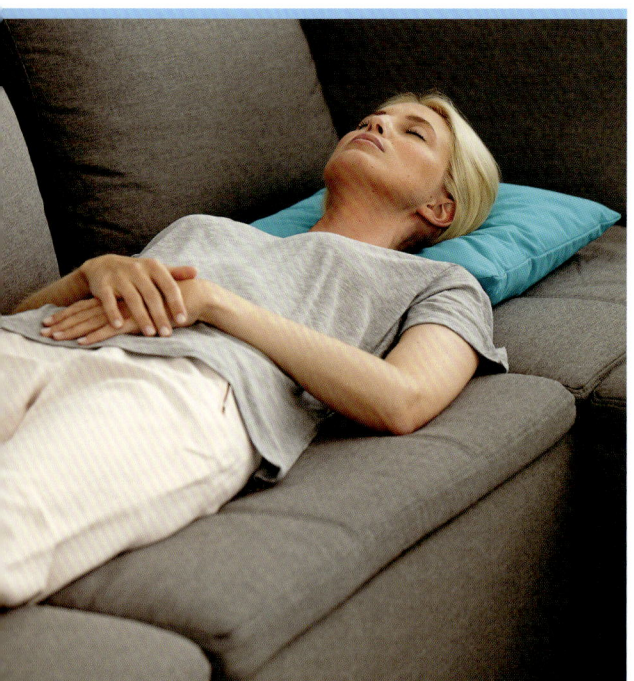

Es kann passieren, dass man beim Body-Scan einschläft. Abends kann das jedoch sogar erwünscht sein.

den Wangen, den Ohren und der Kopfhaut wahr? Nehmen Sie schließlich Ihren Kopf achtsam als Ganzes wahr.

Der gesamte Körper

Bleiben Sie nicht an einer Stelle kleben. Wandern Sie auch nicht durch den Körper. Versuchen Sie, Ihren Körper als Ganzheit wahrzunehmen.

Achten Sie darauf, was Sie spüren, ohne nachzudenken, ohne zu werten, ohne einzugreifen. Nehmen Sie einfach wahr, was vorhanden ist.

Die Außenwelt

Lassen Sie Ihre Achtsamkeit dann noch weiter werden, sodass sie auch die Außenwelt umfasst. Lassen Sie Ihren Geist »frei schweben«. Nicht träumerisch, sondern voll bewusst – ohne zu bewerten, ohne einzuordnen, ohne zu urteilen, ohne nachzudenken.

Wann immer Ihre Gedanken irgendwo haften bleiben oder abschweifen, kehren Sie einfach zur reinen Betrachtung zurück und lassen Sie das, was kommt, wie Wolken vorüberziehen.

Die Meditation beenden

Kommen Sie nun allmählich ganz zu sich selbst zurück, ins Hier und Jetzt… Öffnen Sie nun langsam Ihre Augen und beenden Sie die Meditation. Beobachten Sie noch ein wenig, was Ihre Gedanken und Gefühle nun machen.

Versuchen Sie, ein wenig von der Ruhe und der Achtsamkeit mit in Ihren Alltag zu nehmen.

Strecken und rekeln Sie sich ein wenig und stehen Sie dann langsam auf.

Das »Benennen«

Der buddhistische Mönch Mahasi Sayadaw (1904–1982) entwickelte eine Methode der Achtsamkeits-Meditation, die sich aufgrund ihrer Effektivität schnell verbreitete: das »Benennen«.

Zunächst wird die Achtsamkeit dabei auf die Bewegung der Bauchdecke beim Atmen gerichtet. Schritt für Schritt wird die Achtsamkeit dann auf weitere Phänomene ausgedehnt:

- deutlich wahrnehmbare Körperempfindungen,
- Gedanken und Gefühlsbewegungen,
- »Wahllose Bewusstheit«.

Die Wahrnehmung wird dabei immer bewusster. Das Bewusstwerden wird von der »Benennung« unterstützt. Das heißt, dass die Wahrnehmungen spontan eingeordnet werden. Das Ziel der Meditation ist, alles, was man tut – körperlich und geistig, – achtsam zu tun. Das ist ein hochgestecktes Ziel. Aber man muss ja nicht alles auf einmal tun. Es beginnt mit der Atembewegung.

Erste Stufe: Atembewegung

Man beginnt damit, die Bewegung in der Bauchdecke wahrzunehmen und zu benennen. Hebt sich die Bauchdecke, machen Sie eine kurze mentale Notiz: »Aha, Heben.« Senkt sie sich, »notieren« Sie mental: »Senken.«

Denken Sie aber nicht an die Worte, sondern an die Empfindung! Diese einfache Anfangsübung schult die Konzentration. Die Gedanken werden natürlich anfangs abdriften, Gefühle erscheinen, Absichten tauchen auf. Das macht nichts – es geht ja gerade darum, die Aufmerksamkeit zu üben: Also üben Sie einfach weiter.

Das bewusste Wahrnehmen der Atembewegung in der Bauchdecke ist der »Anker, zu dem Sie immer wieder zurückkehren können«.

Da das Heben und Senken der Bauchdecke ständig stattfindet, müssen Sie nicht danach suchen. Versuchen Sie nicht, den Atem irgendwie zu steuern, also beispielsweise den Atem zu vertiefen, um die Bewegung des Bauches deutlicher zu spüren. Atmen Sie ganz normal.

Zweite Stufe: Unterbrechungen benennen

Nun kommt es natürlich zu Unterbrechungen: Gedanken, Gefühle, Absichten, Vorstellungen … Was immer es auch ist – nehmen Sie es wahr und benennen Sie es. Wenn die Konzentration wandert, benennen Sie es: »Wandern der Konzentration.« Taucht ein Gedanke auf, benennen Sie das: »Ein Gedanke.« Erscheint eine Absicht, beispielsweise, dass Sie schlucken wollen, benennen Sie das: »Absicht.« Schlucken Sie, benennen Sie es: »Schlucken.« Wenn es juckt: »Jucken.« Entsteht daraus die Absicht, sich zu kratzen: »Absicht.« Vergeht das Jucken nicht und Sie kratzen sich, vergessen Sie nicht, auch das zu benennen: »Kratzen.«

Dritte Stufe: Schmerzen und Absichten

Nach längerem Sitzen werden vermutlich früher oder später auch unangenehme Empfindungen auftauchen: Schmerzen, Kälte, Zittern, Müdigkeit. Was es auch ist, benennen Sie es. Gehen Sie diesen Empfindungen nicht nach. Lassen Sie es, wie es ist, gehen Sie nicht in die Tiefe. Benennen Sie die Wahrnehmungen. Oft werden sie dann vergehen und Ihre Achtsamkeit und die Tiefe der Meditation werden wachsen.

Es kommt aber auch vor, dass eine Wahrnehmung immer stärker wird, beispielsweise ein Schmerz, sodass Sie sich bewegen müssen. Nehmen Sie die Absicht, sich zu bewegen, wahr und benennen Sie sie. Ebenso die Bewegung selbst, die Sie ganz langsam durchführen – jeden Teil davon achtsam bewusst.

Auf dieser Stufe beginnen Sie außerdem damit, die Achtsamkeit und das Benennen auch auf die Tätigkeiten außerhalb der Meditation einzusetzen. Es geht vor allem um körperbezogene Empfindungen – das Sehen oder Hören benennen Sie nur dann, wenn es ganz im Vordergrund steht.

Ansonsten bleiben Sie achtsam bei allem, was Sie tun: denken, bewegen, phantasieren, essen … Je mehr Sie diese Art Achtsamkeit üben, desto klarer und desto mehr werden Sie wahrnehmen – Ihre Wahrnehmung wird immer klarer und subtiler.

Vierte Stufe: Wahllose Bewusstheit

Die Achtsamkeit sollte nun ständig beibehalten werden und sich auf jede Geistesregung, jede Wahrnehmung, jede Absicht und jede Tätigkeit ausdehnen. Der Geist wird immer klarer und die Achtsamkeit weitet sich, bis schließlich eine »wahllose Bewusstheit« eintritt, in der alles, was sich im Geist und in der Umgebung bewegt, klar wahrgenommen wird.

Diese Form Achtsamkeit zu üben ist gleichzeitig einfach und schwer. Sie ist einfach, da die Methode vollkommen klar ist. Sie ist schwer, wenn Sie dies alles nun lesen und es Ihnen als mühevolle Aufgabe erscheint. Doch Sie müssen nicht alles auf einmal tun. Das Erwachen in eine vollkommene Bewusstheit ist ein allmählicher Prozess. Sie haben nun etwas darüber erfahren. Doch alles, was Sie tatsächlich erst einmal tun, ist lediglich, das Heben und Senken der Bauchdecke wahrzunehmen. Und das ist tatsächlich sehr einfach.

MBSR – modernes Achtsamkeitstraining

Wenn wir über Vipassana-Meditation sprechen, kann MBSR nicht unerwähnt bleiben.

MBSR (Achtsamkeitsbasierte Stressreduktion, engl. *mindfulness-based stress reduction*) ist ein Trainingsprogramm zur Stressbewältigung, das auf der Vipassana-Meditation beruht. Es wurde von *Jon Kabat-Zinn* Ende der 1970er-Jahre an der Uniklinik der Universität von Massachusetts entwickelt, an der eigens dafür gegründeten *Stress Reduction Clinic* erforscht und ist heute weltweit verbreitet.

Die Vorteile von MBSR:
- Das Programm ist weltanschauungsneutral. Es zeigt wertfrei, wie man sich von Stress und damit zusammenhängenden Beschwerden effektiv befreien kann. Für Menschen, die besonders an der spirituellen Dimension der Meditation interessiert sind, ist MBSR deshalb nicht ideal.
- MBSR hat ein strukturiertes Programm. In acht zweieinhalbstündigen Sitzungen, einem Tagesseminar sowie Vor- und Nachbesprechung lernt man die Methode so gut kennen, dass man sie selbstständig üben kann.

- Man lernt in dem Programm unterschiedliche Meditationsformen kennen.
- Da MBSR an einer Universität entwickelt wurde, gibt es zahlreiche Untersuchungen dazu. Klinische Studien wiesen positive Wirkungen bei Depressionen, Burn-out, Ängsten, Hauterkrankungen, Magen-Darm-Beschwerden, chronischen Schmerzzuständen, Kopfschmerzen und Migräne nach.
- MBSR ist nicht suggestiv oder autosuggestiv – wie beispielsweise positives Denken, mentales Training oder autogenes Training. Dadurch besteht nicht die Möglichkeit, dass Teile der Persönlichkeit unterdrückt werden.

Der Ablauf eines MBSR-Kurses

Der erste Termin ist ein Vorgespräch. Dabei wird über die persönliche Motivation und die Ziele des Kurses gesprochen. Die Trainer weisen auch darauf hin, dass zusätzlich zum Kurs selbstständige und regelmäßige Übung nötig ist.

In den darauf folgenden acht zweistündigen Kurssitzungen und einem Tagesseminar werden theoretische Hintergründe erklärt und praktische Übungen vermittelt:
- **Theorie:** innere Haltung, Stress und der Umgang mit Stress, Achtsamkeit und Emotionen, Achtsamkeit im Alltag.
- **Praxis:** achtsame Körpermeditation, Sitzmeditation, einfache Yoga-Übungen, Gehmeditation.

Ein wichtiger Teil des Trainings ist der Erfahrungsaustausch in der Gruppe. Am Ende des Trainings sollte ein Einzel-Abschlussgespräch stehen, in dem der Kursteilnehmer Hinweise für die weitere Übungspraxis erhalten kann.

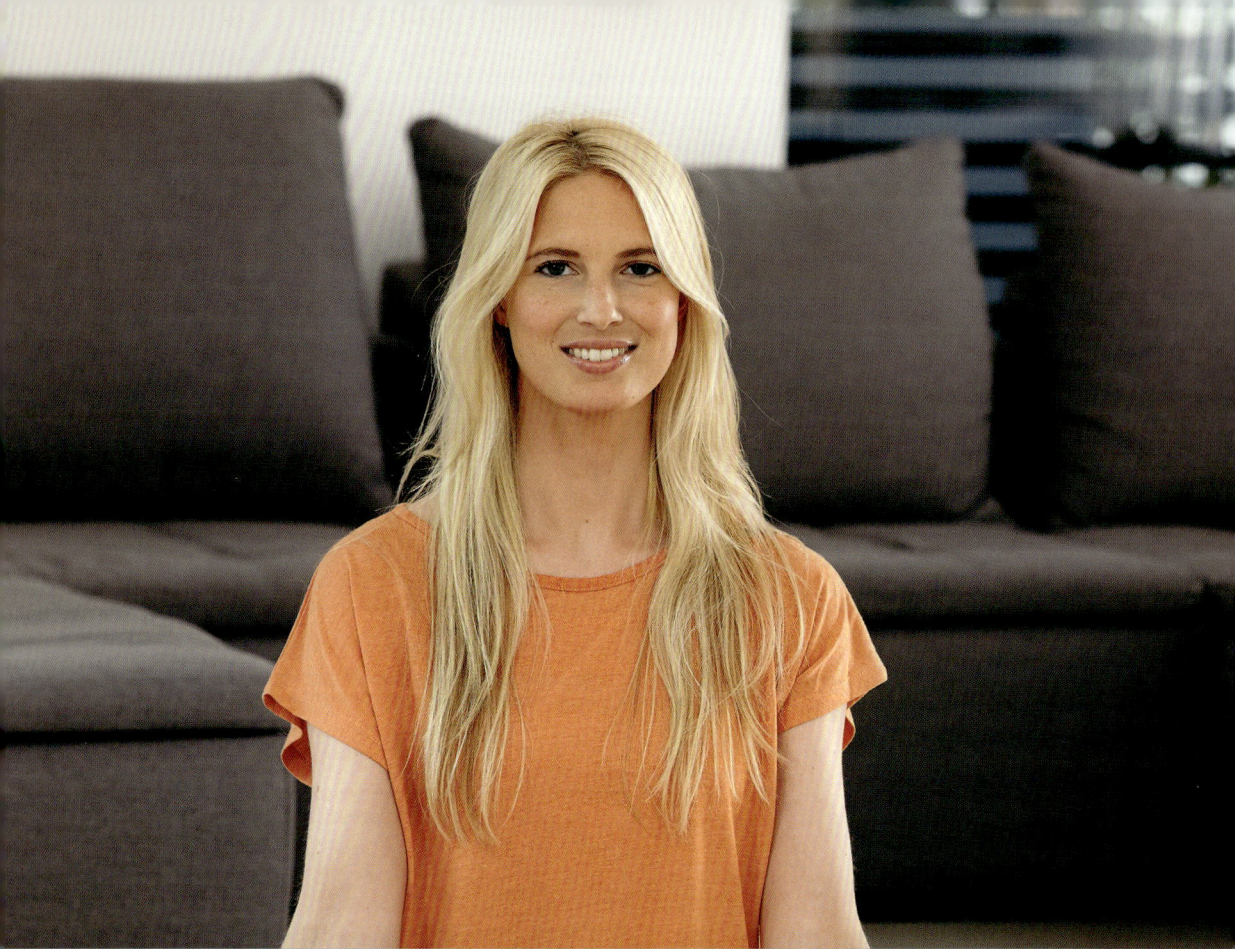

Liebevolle Güte – Metta-Meditation

Die Haltung der Liebevollen Güte ist eine der vierzig Meditationsobjekte, die Buddha für die Meditation empfohlen hat. Diese sehr wertvolle Meditation öffnet das Herz, führt zu tiefer innerer Freude und verschafft dem Meditierenden ein Gefühl der Verbundenheit.

Die Haltung der Liebevollen Güte

Metta bedeutet in Pali so viel wie »Liebe, Freundlichkeit, Freundschaft, wohlwollendes und aktives Interesse«. »Liebevolle Güte« gibt den Kern der Bedeutung besonders gut wieder. Im Buddhismus spielt die Meditation der Liebevollen Güte eine große Rolle. Nicht nur, weil Metta eines der Meditationsobjekte ist, die Buddha empfohlen hat. Liebe und Mitgefühl für alle lebenden Wesen sind wesentliche Teile der buddhistischen Weltanschauung. Die Haltung der Liebevollen Güte und die Metta-Meditation werden daher im Buddhismus systematisch geübt.

Es ist ganz natürlich, wenn Sie sich fragen, wie das zusammenpasst: Liebe, Güte und systematisches Üben? Doch es ist wirklich so. Der Geisteszustand der mit liebevollen, gütigen, wohlwollenden Gefühlen und Gedanken einhergeht, kann durch regelmäßiges Üben dieser Gefühle und Gedanken stabiler werden.

Es ist wie bei allen Gedanken, Gefühlen und sogar Wahrnehmungen: Das, was wir häufig denken, fühlen und wahrnehmen, führt dazu, dass bestimmte neuronale Bahnen im Gehirn »eingeschliffen« werden und diese Gedanken, Gefühle und Wahrnehmungen häufiger auftreten.

Erstaunliche Wirkungen

Über Meditation wurde mittlerweile viel geforscht. Jede Form der Meditation hat positive Wirkungen auf Körper, Geist und Gefühl. Forschungen über die Wirkung der Metta-Meditation haben aber darüber hinausgehende, spezifische Effekte gefunden:

- Richard J. Davidson untersuchte Menschen, die langjährige Erfahrung mit Metta-Meditation hatten, und konnte zeigen, dass sich der Bereich des Gehirns, der mit dem autonomen Nervensystem in Verbindung steht, vergrößert. Auf psychologischer Ebene waren die Meditationserfahrenen besser in der Lage, Situationen aus der Perspektive anderer Menschen zu sehen. Die Studie zeigte auch, dass die Metta-Meditation offenbar zu einem geringeren Auftreten von Depressionen, Diabetes und Herzinfarkten führt.

- An der Stanford-Universität wurden in einem Versuch Personen, die keine Meditationserfahrungen hatten, zu einer siebenminütigen Metta-Meditation angeleitet. Schon diese kurze Zeit reichte aus, um signifikante Veränderungen festzustellen: Die Teilnehmer der Studie fühlten nach der Meditation eine positivere Einstellung gegenüber fremden Menschen und ein stärkeres Gefühl der Verbundenheit mit ihren Mitmenschen.

- Die Universität von North Carolina untersuchte, wie sich eine mehrwöchige Übung in Metta-Meditation auswirkt. Es zeigte sich, dass die Teilnehmer nach dem Meditationskurs achtsamer und zufriedener waren, bessere Beziehungen hatten, weniger körperliche Beschwerden und weniger depressive Verstimmungen.

- Auch bei schweren psychiatrischen Erkrankungen (Schizophrenie) wurde die Wirkung der Metta-Meditation untersucht – mit dem Ergebnis, dass die Symptome ab- und positive Gefühle zunahmen.

Meditation auch für Egoisten

In der Metta-Meditation geht es um liebevolle Güte gegenüber allen Lebewesen. Manchen Menschen erscheint das einfach zu viel. Können (oder »sollten«) wir wirklich alle Menschen lieben? Manchmal ist es ja schon schwer genug, mit dem Nachbarn einigermaßen zurechtzukommen.

Bevor wir die ganze Welt lieben, sollten wir natürlich erst einmal nett zu unseren Freunden, unserer Familie und zu unseren Nachbarn sein. Aber warum sollten wir das nicht erweitern, wenn es doch solch große Vorteile hat?

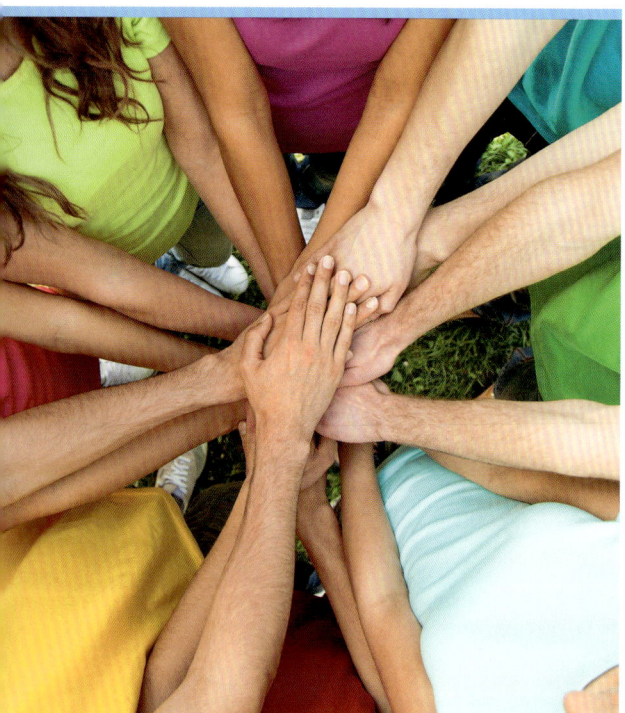

In der Metta-Meditation erkennt man mit dem Herzen, dass alle Menschen miteinander verbunden sind.

Vielleicht fragen Sie sich, ganz verstohlen, weil Egoismus ja nicht besonders geschätzt wird, was *Sie* denn davon haben, wenn Sie diese Metta-Meditation üben? Wir finden die Frage ganz legitim. Wenn wir für etwas Zeit aufwenden, wollen wir ja irgendetwas erreichen – und möglichst etwas, das darüber hinausgeht, einfach ein guter Mensch zu sein.

Eine Teilantwort haben Sie ja schon weiter oben gelesen; die Forschungen zur Metta-Meditation geben schon ganz gute Motive. Fassen wir noch einmal das Wichtigste zusammen, wie Sie von der Metta-Meditation profitieren können:

- Sie werden weniger depressive Verstimmungen erleben und sich zufriedener fühlen.
- Sie werden in der Lage sein, Dinge aus der Warte anderer Menschen zu sehen und dadurch bessere Entscheidungen treffen.
- Sie werden Ihre sozialen Beziehungen verbessern, sich weniger einsam und verbundener mit der Welt fühlen.
- Sie werden einen besseren Gesundheitszustand haben.

Auch – oder gerade! – als Egoist lohnt sich die Metta-Meditation.

Die positiven Veränderungen, die Sie durch die Metta-Meditation erfahren können, breiten sich wellenförmig aus. Sie sind freundlicher und können sich besser in andere einfühlen. Dadurch bringen Ihnen Menschen mehr Vertrauen und Sympathie entgegen – und sie fühlen sich besser. Begegnungen mit freundlichen, einfühlsamen Menschen, die Glück und Erfolg ausstrahlen, färben ab. Was Sie für sich tun, tun Sie auch für andere – und umgekehrt.

Metta-Meditation

Führen Sie diese Meditation mindestens einmal wöchentlich aus. Viel besser ist natürlich, wenn Sie sich täglich ein paar Minuten dafür nehmen können. Auf der beiliegenden CD finden Sie eine geführte, nicht besonders lange Metta-Meditation. Anfangs ist es vielleicht am leichtesten, damit zu beginnen. Wenn Sie mit der Übung vertraut sind, können Sie auch immer wieder einmal eine fünfminütige Kurzmeditation machen.

Wir empfehlen Ihnen aber auch, dann und wann die Metta-Meditation ganz ausführlich zu üben. Nehmen Sie sich dann eine Stunde Zeit und tauchen Sie ganz in die Vorstellung und in Ihre Gefühle ein.

Die Vorbereitung

Setzen Sie sich in Ihrer gewählten Meditationshaltung hin, schließen Sie die Augen, atmen Sie tief durch und kommen Sie, soweit Ihnen dies gerade möglich ist, zur Ruhe. Bringen Sie ein kleines Lächeln auf Ihr Gesicht – auch wenn Ihnen nicht zum Lächeln zumute ist. Versuchen Sie, Verbindung mit Ihrem Herzen aufzunehmen: Rufen Sie sich eine Zeit in Ihrem Leben vor Augen, wo Sie sich geliebt fühlten und voller Liebe für jemanden waren.

Vielleicht fällt Ihnen das gerade schwer. Versuchen Sie dann einfach, dem liebevollen Gefühl so nahe wie möglich zu kommen. Vielleicht denken Sie an Ihre Eltern, an Ihre Großeltern, an die Geburt Ihres Kindes oder des Kindes einer guten Freundin, an einen lieben Freund oder Ihre erste große Liebe. Wenn auch das schwerfällt, versuchen Sie, zumindest Ruhe in sich zu finden. Wenn Gedanken, Gefühle, Geräusche und innere Bilder auftauchen, lassen Sie sie kommen und gehen, wie Wolken, die vorüberziehen.

Sich selbst mit liebevoller Güte betrachten

Sehen Sie nun sich selbst an. Vielleicht finden Sie sich völlig in Ordnung, so wie Sie sind – vielleicht mögen Sie aber auch Teile von sich selbst nicht so gern. Sehen Sie sich einfach an. Gutes wie Schlechtes. Nehmen Sie sich nur wahr: ohne zu urteilen, ohne sich zu verurteilen, ohne Ihre guten oder nicht so guten Eigenschaften zu bewerten, ohne darüber nachzugrübeln. Sehen Sie einfach nur hin.

Versuchen Sie dann, sich so zu sehen, wie Sie ein geliebtes Kind ansehen. Lassen Sie positive Gefühle aufsteigen. Betrachten Sie sich, gerade auch, wenn Sie Schwierigkeiten mit sich selbst haben, voll Mitgefühl und liebevoller Güte. Betrachten Sie sich selbst mit liebevoller Güte und stellen Sie sich vor, wie Sie sich selbst herzlich umarmen. Spüren Sie die Wärme und Herzlichkeit der Umarmung und sagen Sie dabei innerlich: »Möge es mir gut ergehen. Möge ich Frieden finden.«

Lassen Sie die guten Wünsche, die guten Gefühle, das Mitgefühl und die Herzenswärme in der inneren Umarmung Ihren Körper und Ihre Seele durchdringen.

Wiederholen Sie ein paar Mal: »Möge es mir gut ergehen. Möge ich Frieden finden.« Und versuchen Sie die Zuneigung, die Wärme und liebevolle Güte in den Worten zu spüren.

Grübeln Sie nicht nach, versuchen Sie nicht, Gefühle angestrengt festzuhalten. Lassen Sie kommen, was kommt, und wünschen Sie sich selbst aus ganzem Herzen alles Gute – so, als wünschten Sie es einem Menschen, den Sie lieben und der Ihnen sehr nahesteht.

Gute Freunde mit liebevoller Güte betrachten

Dehnen Sie Ihren Gedanken und Ihre Gefühle nun zu den Menschen aus, die Ihnen beson-ders lieb sind. Gehen Sie in Gedanken zu jedem einzelnen von ihnen. Lächeln Sie und betrachten Sie die Menschen, denen Sie ver-bunden sind, mit liebevoller Güte. Sicher haben sie auch Fehler, doch das spielt keine Rolle – sie sind wertvoll und liebenswert, so, wie sie sind. Betrachten Sie sie mit Mitgefühl und liebe-voller Güte. Stellen Sie sich vor, wie Sie jeden von ihnen herzlich umarmen und dabei inner-lich sagen: »Möge es dir gut ergehen. Mögest du Frieden finden.«

Lassen Sie die guten Wünsche, die guten Ge-fühle, das Mitgefühl aus Ihrem Herzen durch die Umarmung zu den Menschen fließen, die Sie wirklich gern haben. Wiederholen Sie ein paar Mal: »Möge es dir gut ergehen. Mögest du Frieden finden.« Spüren Sie, wie sich Ihr Herz erweitert und mit liebevoller Güte und Mitgefühl füllt.

Entfernte Freunde mit liebevoller Güte betrachten

Lassen Sie Ihren Geist sich nun noch weiter ausdehnen, bis er auch die Menschen umfasst, die Sie nur oberflächlich kennen, wie Arbeits-kollegen, lose Bekanntschaften und entfernte Freunde und Verwandte. Lächeln Sie und be-trachten Sie auch diese Menschen mit liebe-voller Güte.

Beurteilen und bewerten Sie sie nicht – sie alle sind wertvoll und liebenswert, so, wie sie sind. Stellen Sie sich vor, wie Sie sie herzlich um-armen – Sie können in Ihrem Geist alle auf einmal umarmen – und dabei innerlich sagen: »Möge es euch gut ergehen. Möget ihr Frieden finden.«

Info

Die Formel »Möge es mir/dir/euch gut er-gehen …« können Sie auch abwandeln, wenn sie Ihnen nicht zusagt. Wichtig ist, dass die Worte *für Sie* das Gefühl der wohlwollenden, liebevollen Güte transpor-tieren – und das tun sie dann, wenn Sie sich warm und wohl dabei fühlen. Vielleicht stören Sie sich an der unge-wohnten Formulierung »Möge es …« und Sie würden eher sagen »Ich wünsche …«. Es ist sinnvoll, das Ich nicht ins Spiel zu bringen. Je mehr wir uns selbst in den Mit-telpunkt stellen, desto weniger Raum hat die wohlwollende Güte, um sich zu entfal-ten. Sie können jedoch auch sagen »Wohl-ergehen und Frieden sollen mit dir sein«, »Du sollst Gesundheit, Freude und Liebe erfahren« oder Ähnliches.
Wichtiger als Worte ist aber das Gefühl. Die vorgestellte Umarmung kann mehr Sympathie, Mitleid und Güte in sich tra-gen, als wohlgesetzte Worte.

Lassen Sie die guten Wünsche, die guten Gefühle, das Mitgefühl aus Ihrem Herzen durch die Umarmung zu den Menschen fließen, die Sie nicht so gut kennen, aber denen Sie nun alles Gute wünschen und die Sie mit liebevoller Güte und Mitgefühl betrachten. Wiederholen Sie ein paar Mal: »Möge es euch gut ergehen. Möget ihr Frieden finden.« Spüren Sie, wie Ihr Herz noch weiter wird und wie es sich mit liebevoller Güte und Mitgefühl füllt.

Schwierige Menschen mit liebevoller Güte betrachten

Indem sich Ihr Herz und Ihr Geist weiten, berühren Sie nun auch Menschen, die Sie weniger angenehm, unsympatisch oder sogar problematisch fanden.

Lächeln Sie und betrachten Sie auch diese Menschen mit liebevoller Güte. Natürlich haben sie alle Fehler, doch das spielt jetzt überhaupt keine Rolle. Sie sehen auch diese Menschen an, ohne sie zu beurteilen, ohne sie zu bewerten, ohne über sie und ihre Taten nachzugrübeln. Auch sie sind Menschen, die fühlen und leiden und lieben, auch wenn Ihnen nur ihre negativen Seiten bekannt sind. Betrachten Sie auch diese Menschen voller Mitgefühl und umarmen Sie sie in Gedanken mit vergebender, liebevoller Güte. Sagen Sie auch zu ihnen: »Möge es euch gut ergehen. Möget ihr Frieden finden.«

Lassen Sie die guten Wünsche, die guten Gefühle, das Mitgefühl aus Ihrem Herzen durch die Umarmung zu diesen Menschen fließen und wiederholen Sie ein paar Mal:

»Möge es euch gut ergehen. Möget ihr Frieden finden.«

Alle lebenden Wesen mit liebevoller Güte betrachten

Lassen Sie Ihr Herz und Ihren Geist nun alle lebenden Wesen umfassen und betrachten Sie sie mit der Haltung der liebevollen Güte. Lächeln Sie und betrachten Sie das geschäftige Hin und Her alles Lebendigen und sehen Sie es mit liebevoller Güte und Mitleid an, ohne zu werten. Umarmen Sie mit Ihren Herzgedanken alle Wesen und sagen Sie dabei innerlich: »Möge es euch gut ergehen. Möget ihr Frieden finden.«

Lassen Sie die guten Wünsche, die guten Gefühle, das Mitgefühl aus Ihrem Herzen durch die Umarmung alles Lebendigen fließen und wiederholen Sie ein paar Mal: »Möge es euch gut ergehen. Möget ihr Frieden finden.«

Die Meditation beenden

Spüren Sie dem weiten, warmen Gefühl nach, spüren Sie Ihre Verbundenheit mit allem Leben.

Nach und nach kommen Sie dann wieder ganz ins Hier und Jetzt zurück und bewahren dabei das Gefühl der liebevollen Güte und Verbundenheit.

Atmen Sie dann noch ein paar Mal tief durch, öffnen Sie langsam die Augen und beenden Sie die Meditation. Machen Sie sich das Gefühl des inneren Friedens und der Verbundenheit ganz bewusst und nehmen Sie es mit in Ihren Alltag. Es kann Sie durch viele schwierige Situationen tragen.

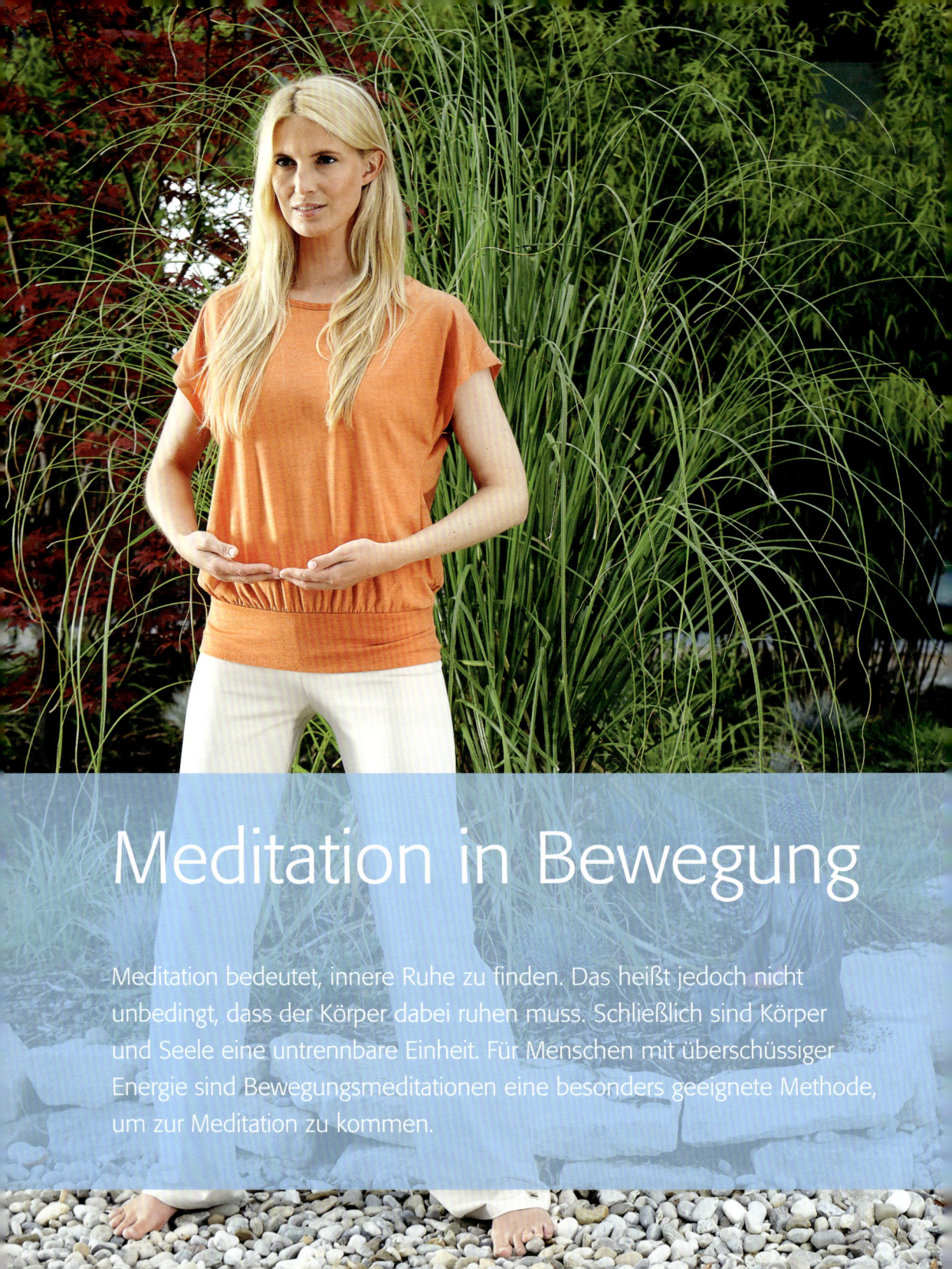

Meditation in Bewegung

Meditation bedeutet, innere Ruhe zu finden. Das heißt jedoch nicht unbedingt, dass der Körper dabei ruhen muss. Schließlich sind Körper und Seele eine untrennbare Einheit. Für Menschen mit überschüssiger Energie sind Bewegungsmeditationen eine besonders geeignete Methode, um zur Meditation zu kommen.

Auch der Körper meditiert

Die Meditationsformen, die im Sitzen durchgeführt werden, haben den Vorteil, dass der Geist zur Ruhe kommen kann, wenn er sich nur auf ein Meditationsobjekt (Samatha) konzentriert oder damit befasst ist, Achtsamkeit zu bewahren (Vipassana). Manchen Menschen fällt es jedoch schwer, stillzusitzen. Die Probleme, die beim Sitzen auftauchen – seelische wie körperliche –, vergehen zwar mit der Übung, doch man muss erst einmal die Kraft aufbringen, eine Weile durchzuhalten.

Nun ist Meditation aber keineswegs gleichbedeutend mit stillem Sitzen. Sie können ebenso in Bewegung meditieren. Auch diese Formen der Meditation haben eine lange, teilweise Tausende von Jahren alte Tradition. Die bekanntesten Bewegungsmeditationen sind wohl:

- Yoga
- Qi Gong
- Taijiquan
- Kin-hin
- Der Tanz der Derwische

Meditation in Bewegung ist gewissermaßen eine Zwischenstufe zur Meditation im Alltag.

Körper und Seele

Wir haben nicht Körper und Seele – wir sind Körper und Seele. Diese beiden Aspekte unseres Wesens zu trennen mag für manche Zwecke nützlich sein – in der Regel verstellt es aber den Blick auf die Zusammenhänge. Und wie eng unser Körper, unsere Gefühle und unsere Lebenshaltung miteinander verwoben sind, kann man schon an einfachen Selbstversuchen feststellen.

Sonne und Mond

Lassen Sie Ihren Kopf hängen, ziehen Sie Ihre Schultern nach vorne, machen Sie einen runden Rücken, kneifen Sie die Augen etwas zusammen, als ob Sie weinen müssten, und ziehen Sie die Mundwinkel nach unten. Atmen Sie dabei ganz flach. Das ist die »Mondhaltung«. Sehen Sie sich Ihre Gefühle an. Versuchen Sie, an etwas Schönes, Freudvolles, Angenehmes zu denken. Sie stoßen dabei auf einen inneren Widerstand. Es ist nicht leicht, in dieser Haltung positive Gedanken und Gefühle zu spüren.

Versuchen Sie es jetzt mit der »Sonnenhaltung«. Richten Sie sich auf und atmen Sie tief ein und aus. Entspannen Sie Ihr Gesicht und Ihren Bauch. Heben Sie den Kopf, den Blick, die Augenbrauen und die Mundwinkel. In dieser Haltung wird es Ihnen schwerfallen, negative Gefühle festzuhalten.

Ist es nicht erstaunlich, wie sehr der Wechsel von Körperhaltungen die Stimmung beeinflussen kann? Das ist ja auch einer der Gründe dafür, dass wir in der Sitzmeditation aufrecht sitzen und ein Lächeln in unser Gesicht bringen sollten. Es macht die Meditation leichter. Und wenn wir in Bewegung meditieren, bringen wir mit der harmonischen, achtsamen Bewegung auch Achtsamkeit und Harmonie in unseren Geist und unsere Gefühle.

Kin-hin: im Gehen meditieren – der Weg als Ziel

Bei der japanischen Zen-Meditation (vgl. S. 31) sitzt man bei einem sogenannten *Sesshin,* einer mehrtägigen Meditationsperiode, oft mehrere Stunden lang. Zwischen den Phasen der Sitzmeditation wird eine besondere Form der Be-

Info

Ein *Sesshin* ist eine längere Meditationsperiode in der Zen-Meditation. In der Regel dauert ein Sesshin drei Tage. Bestandteile eines Sesshin sind:

- **Ablegen der Vier Großen Gelübde:**
  Die fühlenden Wesen sind zahllos.
  Ich gelobe, sie zu erlösen.
  Die Geistestrübungen sind zahllos.
  Ich gelobe, sie zu überwinden.
  Die Tore der Lehre sind zahllos.
  Ich gelobe, sie zu durchschreiten.
  Buddhas Weg ist unvergleichlich.
  Ich gelobe, ihn zu gehen.
- **Meditation:** Abwechselnd Za-Zen (30 Minuten) und Kin-hin (10 Minuten), bis zu acht Stunden am Tag.
- **Sutrenrezitation:** Lesungen aus den überlieferten Lehrreden Buddhas.
- **Samu:** Verrichten alltäglicher Aufgaben in meditativer Haltung.

Die Stille und das lange Meditieren führen oft zu besonders tiefen Einsichten und Erfahrungen.

wegungsmeditation praktiziert: Kin-hin, die Gehmeditation. Die Meditation wird nicht wirklich unterbrochen, sondern im Gehen fortgesetzt.

Während Kin-hin oft nur als Lockerungs- und Entspannungsübung als Ausgleich zum langen Sitzen im Za-Zen betrachtet wird, ist es tatsächlich eine ganz eigenständige Form der Meditation. Achtsames Gehen wurde schon von Buddha praktiziert.

Die Vorteile von Kin-hin sind:
- kein Einschlafen möglich
- keine Belastung für Knie und Hüften
- fördert das Körperbewusstsein
- kurze Übungsdauer (5–15 Minuten)
- fast überall zu üben

Wenn Sie bereits eine Sitzmeditation praktizieren, wird Ihnen Kin-hin dabei helfen, ausdauernder zu üben, da Sie durch das meditative Gehen den speziellen körperlichen Problemen, die durch langes Sitzen entstehen, entgegenwirken.

Vielleicht ist Kin-hin aber auch die Form der Meditation, die Ihnen am meisten zusagt. Kin-hin ist nicht nur eine Lockerungsübung, sondern eine vollwertige Meditation. Doch auch dabei ist natürlich regelmäßiges Üben wichtig. Dreimal am Tag fünf Minuten ist eine gute Übungsdauer für den Anfang.

Die Körperhaltung

Wenn Sie Kin-hin üben wollen, beginnen Sie mit einer aufrechten und gleichzeitig entspannten Haltung. Sie stehen gerade, aber nicht steif. Ihr Kinn wird leicht zurückgezogen, sodass der

Nacken ein wenig gestreckt wird. Ihre Augen sind – wie bei jeder Zen-Meditation – geöffnet und Ihr Blick ist leicht nach unten gerichtet – ganz entspannt. Die Augen blicken auf einen Punkt, der etwa drei bis vier Meter von Ihnen entfernt auf dem Boden ist.

Die Handhaltung

Ihre Hände bilden *Shashu.* Die Ellbogen sind nach außen gerichtet und die Unterarme werden in der Waagerechten gehalten; die Schultern sind locker und nach hinten geworfen. Dazu machen Sie mit der linken Hand eine Faust, wobei der Daumen von der Hand umschlossen wird. Mit der rechten Hand umfassen Sie nun die linke, und zwar so, dass die Finger der rechten Hand auf der linken Faustaußenseite liegen. Legen Sie Ihre Hände nun vor den Solarplexus. Die Daumenwurzel der linken Hand liegt dabei auf dem unteren Ende des Brustbeins.

Diese Handhaltung hat einen besonderen Zweck: Sie sorgt dafür, dass die Bauchatmung verbessert wird, da es durch den leichten Druck leichter wird, nach unten zu atmen, als die Brust zu weiten. Der Druck ist aber passiv, das heißt, Sie drücken nicht aktiv, sondern lassen einfach das Gewicht der Hände wirken.

Das Gehen

Sie beginnen mit einer Ausatmung. Wenn Sie mit dem Ausatmen anfangen, verlagern Sie Ihr Körpergewicht langsam auf den linken Fuß. Wenn das Gewicht ganz auf diesem Fuß liegt, atmen Sie ein, heben Sie erst Ihre rechte Ferse – und setzen dann den rechten Fuß einen Schritt nach vorn. Ausatmend verlagern Sie Ihr Körpergewicht ganz auf den rechten Fuß.

Ist das ganze Gewicht dort angekommen, heben Sie erst die linke Ferse und dann den ganzen linken Fuß und machen wieder einen kleinen Schritt.

In diesem Wechsel geht es weiter. Im Grunde unterscheidet sich Kin-hin nicht vom normalen Bewegungsablauf beim Gehen. Es wird nur vollkommen bewusst und kontrolliert ausgeführt.

Die Geisteshaltung

Ihre Achtsamkeit bleibt stets bei der Bewegung. Die Schritte sollen sicher und lautlos sein, wie »ein Tiger im Wald«!

Anfangs achten Sie bei jedem Schritt auf Ihre Fußsohlen: Wie berühren sie den Boden, wie rollen sie ab, wie setzen sie auf? Nach und nach erweitern Sie Ihre Achtsamkeit auf die ganze Bewegung des Körpers, auf Ihren gesamten körperlich-geistigen Zustand und schließlich auch auf die Umgebung. Wichtig ist nur eines: Achtsamkeit!

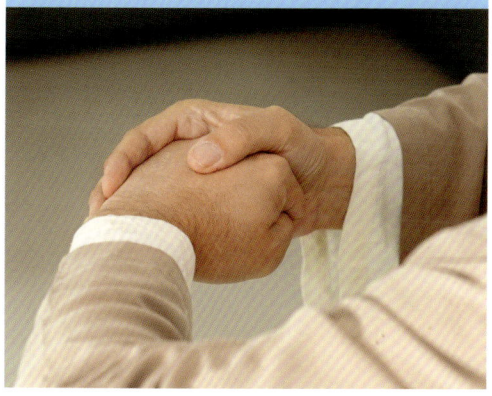

Sashu heißt die traditionelle Handhaltung beim Kin-hin, dem meditativen Gehen.

Qi-Gong-Meditation

Die folgende kleine Qi-Gong-Meditation heißt *Ba Tui Shou* (Acht schiebende Hände). Sie ist sehr leicht zu erlernen und hilft Ihnen dabei, Ihre Körperwahrnehmung zu verbessern, Ihren Geist zu beruhigen und einen kleinen Energieschub zu bekommen. Atmen Sie während der gesamten Übung natürlich – passen Sie die Bewegung der Atmung an, nicht umgekehrt. Wir bieten Ihnen eine etwas längere Version auf der beiliegenden CD an.

Ba Tui Shou eignet sich auch hervorragend als »kleine Pause« zwischendurch. Dabei wiederholen Sie jeden Übungsteil lediglich dreimal.

Vorbereitung

Bereiten Sie sich auf die Meditation vor, indem Sie sich entspannt hinstellen. Schütteln Sie die Arme aus und lassen Sie Kopf und Becken ein wenig kreisen, sodass Sie sich besser entspannen können.

1 Nehmen Sie nun die Meditationshaltung ein: Bei dieser Meditation stehen Sie. Ihre Füße stehen schulterbreit auseinander. Stellen Sie sich vor, dass an Ihrem Scheitel ein Faden befestigt ist. Ihr Kopf fühlt sich getragen an und Sie können Ihren Nacken entspannen. Stellen Sie sich vor, dass am unteren Ende Ihrer Wirbelsäule ebenfalls ein Faden befestigt ist, der leicht nach unten zieht. Durch diese Vorstellung kippt das Becken und Ihre Wirbelsäule richtet sich auf.

Kommen Sie nun, soweit es gerade geht, zur Ruhe. Atmen Sie tief und ruhig. Lassen Sie ein kleines Lächeln auf Ihrem Gesicht erscheinen.

Schließen Sie die Augen und stehen Sie entspannt und doch aufrecht. Wenn Ihnen schwindlig wird, wenn Sie die Augen schließen, können Sie sie natürlich auch offen oder nur halb geschlossen lassen.

Nehmen Sie sich ein bisschen Zeit, um ganz und gar im Hier und Jetzt anzukommen.

Hände vor dem Körper heben

2 Heben Sie nun ganz langsam mit einem Einatmen Ihre Hände, mit den Handflächen nach oben, nahe am Körper bis zur Brust.

Mit einem Ausatmen wenden Sie die Handflächen zum Boden und lassen die Hände sinken.

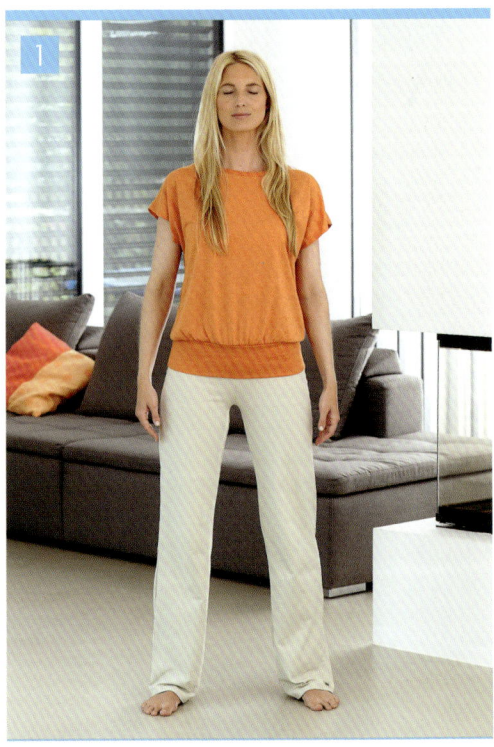

Wiederholen Sie die Bewegung nun ein paar Mal. Langsam und achtsam. Ihr Geist bleibt ganz bei der Bewegung.

Versuchen Sie nicht, Ihre Atmung zu kontrollieren. Sie sollten mit einem Einatmen beginnen – doch wenn Sie die Bewegung nicht mit dem natürlichen Einatmen beenden können, führen Sie sie eben ausatmend weiter. Das Gleiche gilt selbstverständlich für den zweiten Teil der Bewegung. Er sollte immer mit dem Ausatmen beginnen, muss aber nicht mit dieser Ausatmung vollendet werden.

Atmen Sie während der gesamten Übung ganz natürlich. Ihre Achtsamkeit ist bei Ihrem Körper.

Sie werden feststellen, dass jede kleine Bewegung den ganzen Körper in Bewegung bringt.

Arme abwechselnd seitlich heben

Heben Sie nun ganz langsam Ihren rechten Arm gestreckt seitlich an, bis er parallel zum Boden steht. Die Handfläche wenden Sie dabei nach oben.

Mit einem Ausatmen wenden Sie die Handfläche wieder nach unten und lassen den Arm sinken.

3 Heben Sie nun Ihren linken Arm seitlich, bis er parallel zum Boden steht. Die Handfläche zeigt dabei wieder nach oben.

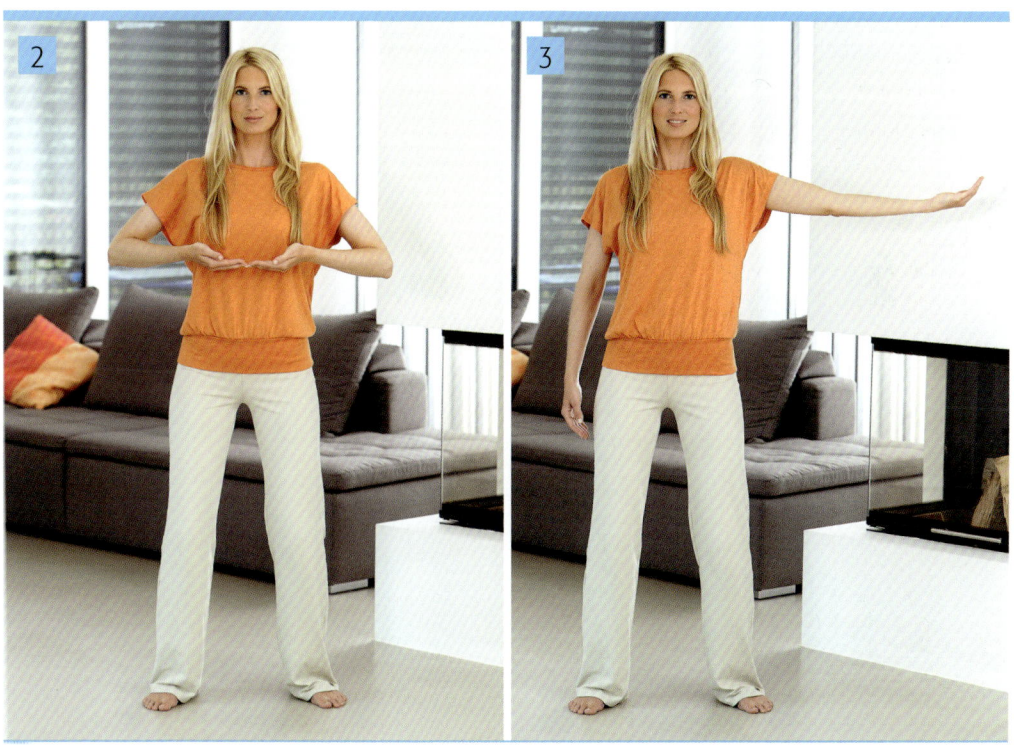

Mit einem Ausatmen wenden Sie die Handfläche zum Boden und lassen den Arm langsam und bewusst sinken. Wiederholen Sie die Bewegung nun ein paar Mal. Immer abwechselnd mit dem rechten und dem linken Arm.

Beide Arme seitlich heben

4 Heben Sie nun ganz langsam beide Arme seitlich an, bis sie auf einer Linie, parallel zum Boden, liegen. Die Handflächen weisen dabei nach oben.

Mit einem Ausatmen wenden Sie die Handflächen zum Boden und lassen die Arme wieder ruhig sinken. Wiederholen Sie die Bewegung nun ein paar Mal. Führen Sie die Bewegung langsam und achtsam und ganz bewusst aus.

Arme hinter dem Körper heben

5 Heben Sie nun mit einem Einatmen ganz langsam beide Arme gestreckt hinter dem Körper. Die Handflächen zeigen nach oben.

Mit einem Ausatmen lassen Sie die Arme fallen und auspendeln, bis sie wieder zur Ruhe kommen und locker an der Seite hängen. Beim Fallenlassen der Arme wird Ihre Ausatmung kräftiger sein. Das ist genau richtig so – versuchen Sie bitte nicht, das zu verhindern. Auch wenn das Fallenlassen der Arme schneller geht, bleibt Ihr Geist ganz bei der Bewegung. Es ist wichtig, dass Sie zwar mit dem Bewusstsein bei der Bewegung bleiben, gleichzeitig aber loslassen und nicht versuchen, die Bewegung zu kontrollieren. Verfolgen Sie auch das Aus-

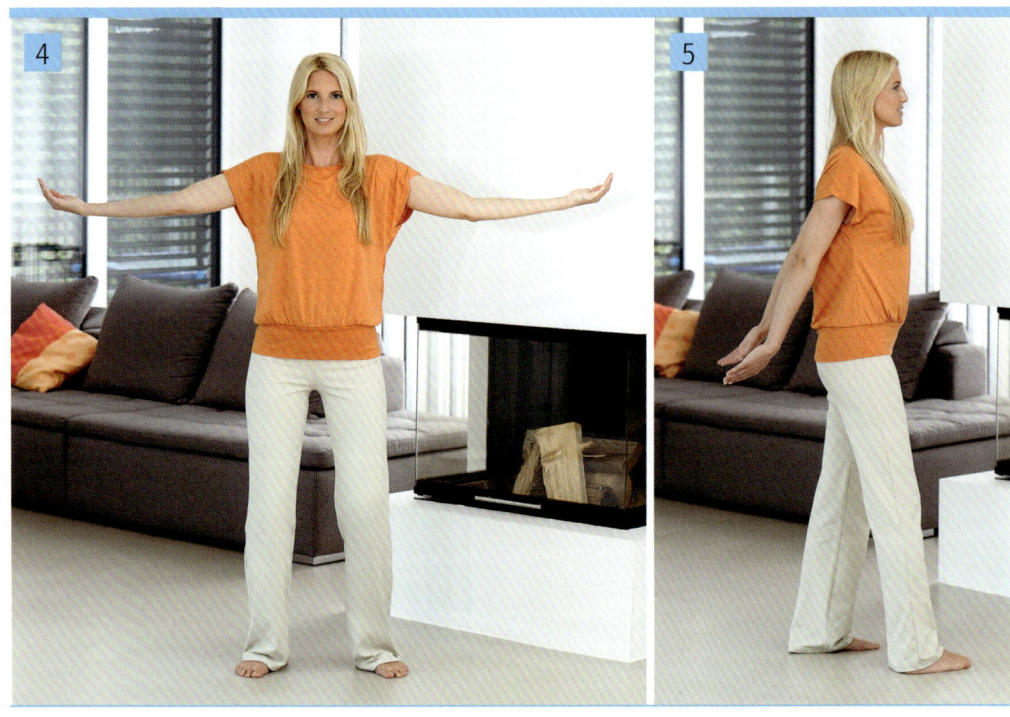

pendeln und Zur-Ruhe-Kommen der Arme achtsam und bewusst und spüren Sie, wie Ihr ganzer Körper in Bewegung kommt. Wiederholen Sie diesen Teil nun ein paar Mal.

Arme vor dem Körper heben

6 Heben Sie nun ganz langsam mit einem Einatmen beide Arme gestreckt vor dem Körper. Ihre Handflächen zeigen dabei nach unten. Ihre Handgelenke bleiben locker.

Mit einem Ausatmen lassen Sie die Arme fallen und auspendeln, bis sie wieder zur Ruhe kommen und locker an der Seite hängen. Ihr Geist bleibt achtsam und bewusst ganz bei der Bewegung, doch Sie versuchen nicht, irgendetwas zu kontrollieren. Auch können Sie besonders

auf die Phase achten, in der Sie die Arme mit dem Ausatmen fallen lassen. Lassen Sie die Muskeln und die Spannung los, aber nicht Ihre Achtsamkeit! Wiederholen Sie die Bewegung nun ein paar Mal.

In die Knie gehen

Gehen Sie nun mit einem Einatmen leicht in die Knie. Achten Sie dabei darauf, dass der Rücken dabei gerade bleibt. Das heißt, dass Sie sich weder nach vorne beugen sollten noch ins Hohlkreuz gehen. Nehmen Sie wieder die Vorstellung zu Hilfe, dass Ihr Kopf an einem Faden aufgehängt ist. Sie sinken entspannt.

7 Während Sie in die Knie gehen, drehen Sie die Handflächen nach vorn.

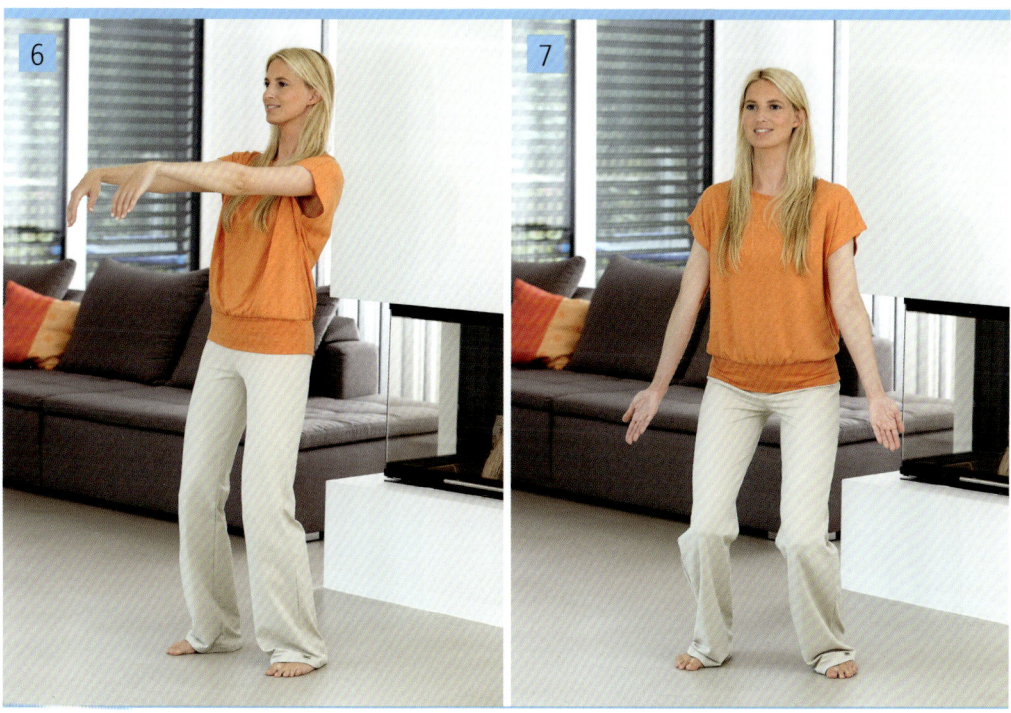

Mit einer Ausatmung strecken Sie die Knie wieder ein wenig und lassen die Arme ganz locker, sodass sich die Hände nach innen drehen.

Wiederholen Sie die Bewegung nun ein paar Mal. Achten Sie darauf, wie sich die Bewegung im ganzen Körper ausbreitet.

Den Himmel stützen

Drehen Sie die Hände, sodass sie unterhalb Ihres Nabels eine Schale bilden. Die Fingerspitzen berühren sich. Heben Sie nun ganz langsam Ihre Hände vor dem Körper. Die Fingerspitzen bleiben dabei in Kontakt.

8 Sind die Hände vor dem Kopf angelangt, wenden Sie die Handflächen nach oben. Die Finger-

spitzen berühren sich weiterhin. Drücken Sie nach oben, so, als ob Sie »den Himmel stützen«. Mit einem Ausatmen öffnen Sie die Arme. Die Arme sinken nun gestreckt, mit den Handflächen nach oben – bis in die Ausgangsposition, in der sie eine Schale unter Ihrem Nabel bilden. Wiederholen Sie die Bewegung einige Male.

Auf Zehenspitzen stehen

9 Als abschließende Übung heben Sie mit einem Einatmen den ganzen Körper, so, als ob er an einem Faden nach oben gezogen würde, bis Sie auf den Zehenspitzen stehen. Spüren Sie die Streckung ganz bewusst.

Den meisten Menschen fällt es schwer, mit geschlossenen Augen auf Zehenspitzen zu ste-

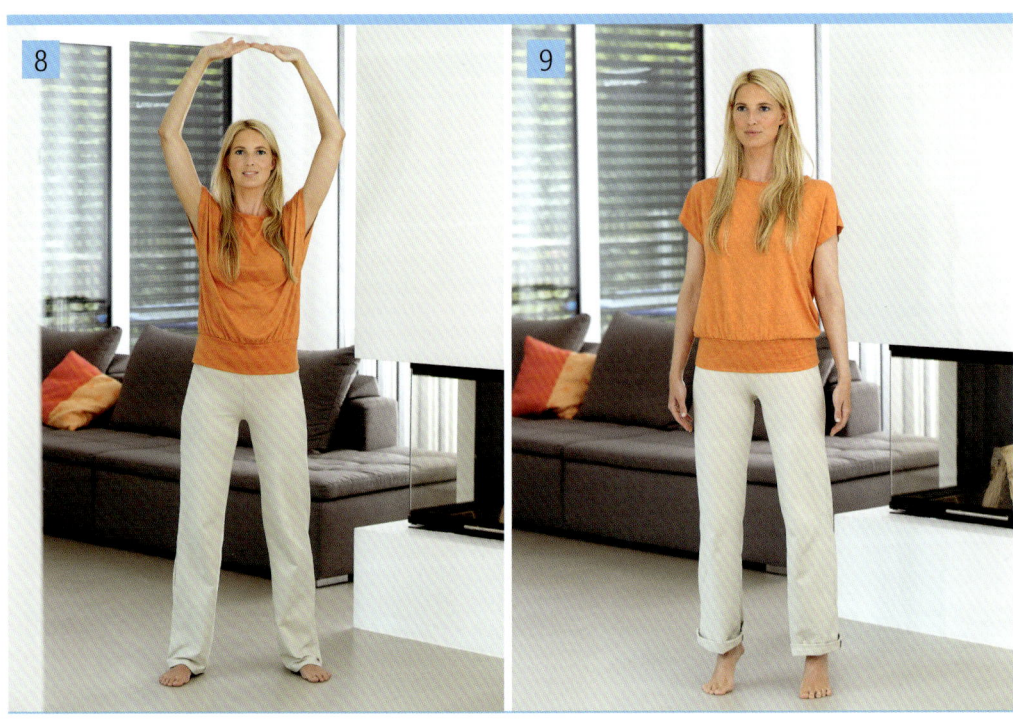

hen. Das ist kein Problem. Wenn Sie die Augen geschlossen lassen können, haben Sie bereits ein großes Maß innerer Ruhe gefunden. Sie können die Augen jedoch auch wieder öffnen.

Mit einem Ausatmen kommen Sie dann wieder in die Ausgangsstellung zurück.

Wiederholen Sie die Bewegung nun einige Male. Bei dieser Abschlussübung sollten es mindestens sieben Wiederholungen sein.

Die Meditation beenden

Nachdem Sie wieder entspannt und gerade stehen, nehmen Sie nun noch einmal achtsam Ihren Körper wahr. Wie stehen Sie? Wo spüren Sie Spannungen? Sind Ihre Schultern locker?

Dann kommen Sie allmählich wieder ganz ins Hier und Jetzt zurück und öffnen gegebenenfalls die Augen.

Atmen Sie ein paar Mal tief durch und beenden Sie die Meditation.

Bewegungslose Bewegungsmeditation

Selbst dann, wenn Sie sich nicht bewegen, können Sie eine Bewegungsmeditation wie *Ba Tui Shou* durchführen – indem Sie den Ablauf mental nachvollziehen.

Das klingt leicht, ist aber sehr anspruchsvoll. Bewegungsabläufe in der Vorstellung durchzuführen aktiviert das Gehirn auf ähnliche Weise wie die tatsächliche Bewegung. Die Muskulatur

wird natürlich nicht trainiert, dafür jedoch umso mehr die Konzentration.

Probieren Sie aus, wie es ist, mental zu üben. Sie werden feststellen, dass Ihre Aufmerksamkeit gar nicht so leicht zusammenzuhalten ist. Das mentale Üben schult Ihre Körperwahrnehmung, Ihre Bewegungskoordination und Ihre Konzentration. Durch das bewegungslose Üben von Bewegungen üben Sie eine Form der Meditation, die in ganz besonderem Maße die Einheit von Körper und Geist fördert.

Meditative Bewegung

Sie haben gesehen, dass es viele Möglichkeiten gibt, in Bewegung zu meditieren. Viel mehr, als wir hier genannt haben. Wenn Sie Yoga, Tai-Chi, Qi Gong oder Kin-hin als Meditation üben, hat das den Vorzug, dass Sie eine klare Anleitung haben, wie Sie vorgehen können. Manchmal ist das wichtig, um sich sicher zu fühlen. Immerhin beruhen diese Wege auf jahrtausendealter Erfahrung.

Doch sollten Sie nicht aus dem Auge verlieren, dass es nicht um die jeweiligen Bewegungsabläufe, sondern um die achtsame, meditative Haltung dabei geht. Und die Möglichkeiten, sich meditativ zu bewegen, sind grenzenlos. Sie können so gut wie jede Bewegung mit Achtsamkeit ausführen und sie zu einer Bewegung in meditativer Haltung machen. Ob Sie tanzen, spazieren gehen, Sport treiben, abwaschen – immer und überall können Sie Achtsamkeit üben. Und genau darum wird es nun im folgenden Kapitel gehen.

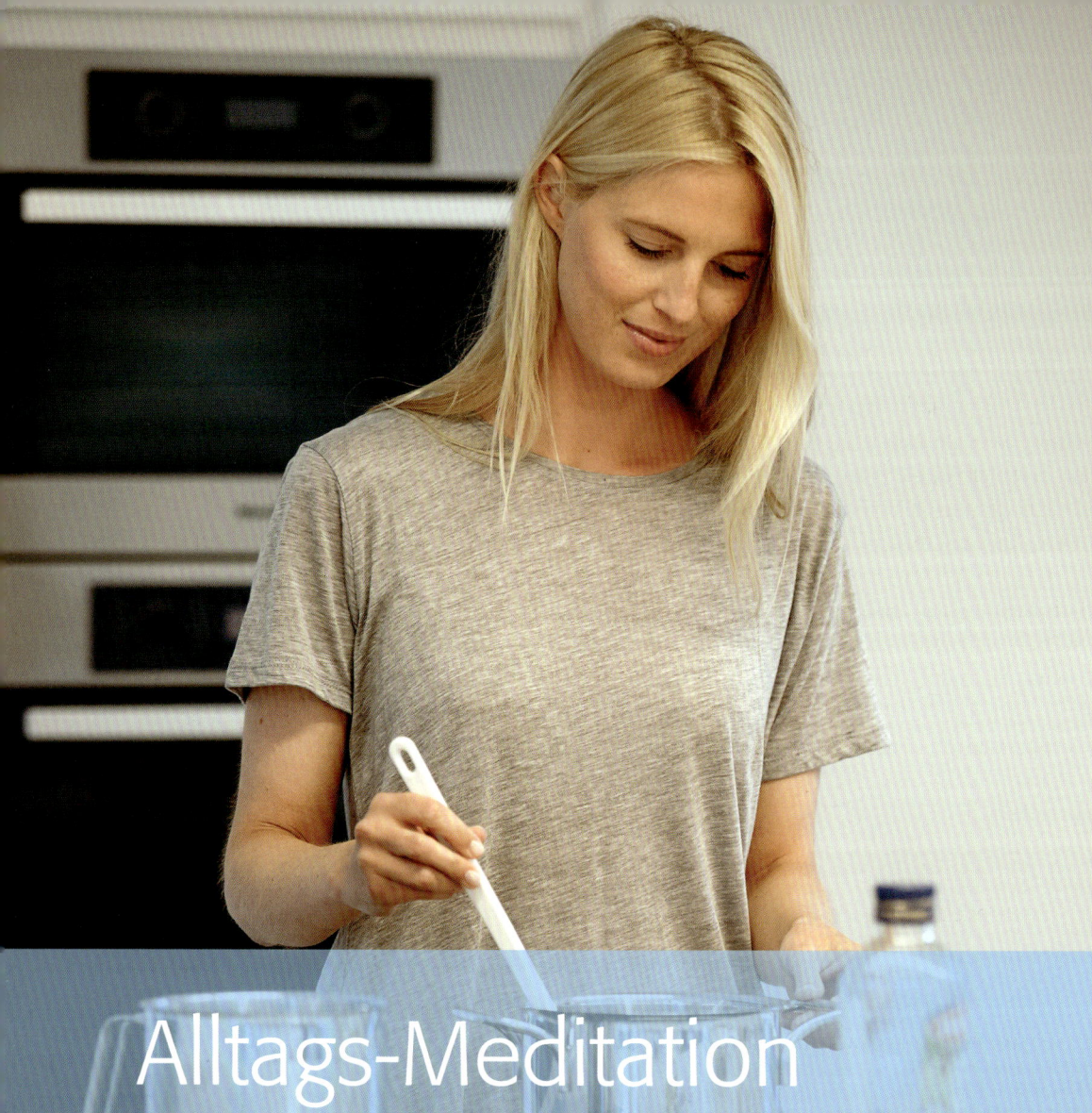

Alltags-Meditation

Es ist gut, feste Meditationszeiten und ein festes Meditationsritual zu haben. Das schafft eine gute Gewohnheit, die allmählich auf das ganze Leben und den Alltag übergreift. Diese Entwicklung können Sie unterstützen: In diesem Kapitel werden Sie erfahren, dass es unendlich viele Gelegenheiten gibt, im Alltag Meditation zu üben.

Alltags-Meditation – vom Alltäglichen zum Besonderen

Wenn Sie nun angefangen haben zu meditieren, ist das eine wunderbare Sache, die Ihr Leben positiv verändern kann. Es gibt wahrscheinlich nichts anderes, bei dem Sie mit 15 Minuten zweimal täglich so viel erreichen können. Vielleicht würden Sie sogar gern mehr Zeit der Meditation widmen – doch Sie haben ja Verpflichtungen und Aufgaben, die auch wichtig sind.

So positiv es sich auch auswirken würde, wenn Sie jeden Tag einige Stunden meditierten, so unrealistisch ist das auch, wenn Sie nicht gerade vorhaben, in ein Kloster zu gehen.

Es gibt aber eine andere Möglichkeit, mehr von der Ruhe, die Meditation gibt, in Ihr Leben zu bringen: Machen Sie Ihren Alltag, oder zumindest Teile davon, zu einer Art Meditation.

Der Alltag als Übung

In mancherlei Hinsicht ist das meditative Handeln im Alltag viel wichtiger als die geregelte Meditationsübung. Ist das nicht ganz einleuchtend?

Wenn Sie jeden Morgen und Abend ein paar Fitnessübungen machen, macht das im Laufe der Zeit Ihren Körper kräftiger. Aber doch nur dann, wenn Sie es zusätzlich zu den alltäglichen

Tätigkeiten machen, die Ihre Muskeln beanspruchen. Wenn Sie ausschließlich die Übungen machen, aber den Rest des Tages im Bett verbringen, ist das zwar immer noch besser, als gar nicht zu üben, aber wirklich fit werden Sie damit nicht. Doch wenn die morgendlichen und abendlichen Fitnessübungen Ihnen mehr Energie geben und Lust darauf machen, sich auch sonst mehr zu bewegen, dann sind sie hervorragend.

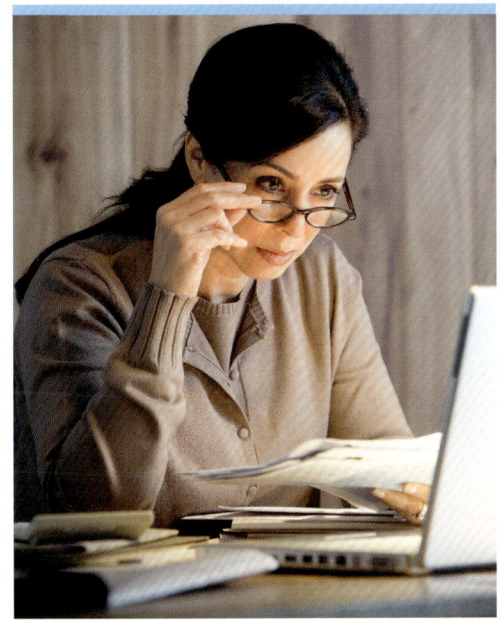

Meditation ist ein wichtiger Ausgleich für den Stress im Alltag. Aber auch im Alltag kann man meditieren.

Genauso ist es auch mit der Meditation. Die festen Meditationsübungen sind eine großartige Grundlage. Auf jeden Fall sind sie weitaus besser, als gar nicht zu meditieren. Es ist schon eine wunderbare Erholung, ein paar Minuten täglich den Frieden der Meditation zu erfahren.

Einen weitaus größeren Nutzen entfaltet die Meditation aber dann, wenn Sie das, was Sie in der Meditation erfahren haben, in Ihren Alltag einbringen – und das ist wirklich einfach.

Alles ist Meditation

Den Alltag mit meditativen Momenten zu füllen ist nicht nur einfach, sondern es macht Ihnen alles einfacher. Je mehr Sie üben, auch in Situationen Stille zu finden, in denen Sie nicht ungestört im Zimmer mit geschlossenen Augen sitzen, desto mehr wird die Ruhe ein Teil von Ihnen. Je mehr Sie inneren Frieden finden, desto mehr Ruhe und Frieden werden Sie ausstrahlen. Die Menschen in Ihrer Umgebung werden sich von Ihnen angezogen fühlen – denn jeder Mensch sehnt sich nach innerem Frieden. Sie werden positive Energie ausstrahlen und positive Energie zurückbekommen.

Und das macht nicht nur Ihr Leben einfacher und freundvoller – es wird auch weitere positive Veränderungen nach sich ziehen.

Gelegenheit zum Üben gibt es genug. Wenn Sie die vorherigen Kapitel gelesen oder sogar schon Erfahrung mit Meditation gesammelt haben, werden Sie bereits eine Ahnung davon haben, wie Sie die Meditationserfahrungen in Ihren Alltag einfügen können. Denn alles, was Sie tun, können Sie auch in einer meditativen Haltung tun.

Bisher ging es Ihnen vielleicht so wie den meisten Menschen. Sie tun etwas und sind in Gedanken schon bei dem, was Sie als Nächstes tun wollen. Sie schreiben eine Mail und denken dabei an die Besprechung am Nachmittag. Sie kaufen ein und denken dabei an die Party, zu der Sie am Abend gehen. Sie gehen zur Arbeit und denken daran, dass Sie heute nicht dazu gekommen sind zu meditieren.

Ihre Gedanken sind in Vergangenheit und Zukunft, aber nicht im Hier und Jetzt. Dabei wäre das doch viel einfacher und effektiver.

Mit ganzem Herzen dabei sein

Der »Trick«, den Alltag zu einer Meditation zu machen, ist ganz einfach: Tun Sie, was Sie tun, mit ganzem Herzen. Ganz gleich, was es ist. Zähne putzen, Haare waschen, zum Bus gehen, mit Ihren Kollegen sprechen, essen …

Denken Sie immer wieder an die goldene Regel, die Sie ins Hier und Jetzt bringt:
Alles, was es wert ist, getan zu werden, ist es wert, mit ganzem Herzen getan zu werden.

Indem Sie mit ganzem Herzen bei dem sind, was Sie tun, begeben Sie sich in einen Bewusstseinszustand, der mit der Meditation vergleichbar ist.

Das Wunderbare an dieser Vorgehensweise werden Sie schon nach kurzer Zeit bemerken: Sie werden alles, was Sie tun, effektiver und mit mehr Freude tun – und dabei mit sich selbst eins sein. Wenn Sie das zur Gewohnheit machen, werden Sie eins mit der ganzen Welt. Und das ist ein wirklich gutes Gefühl!

Drei kleine Meditationen für den Alltag

Es dauert eine Weile, bis die meditative Haltung zur Gewohnheit wird. Schimpfen Sie nicht auf sich selbst, wenn Sie immer wieder in alte Gewohnheiten zurückfallen. Das ist nur menschlich. Deshalb ist Meditation ja auch eine lebenslange Übung und kein Ein-Aus-Schalter. Um es Ihnen noch leichter zu machen, wollen wir Ihnen drei »Mini-Meditationen« vorstellen, die Sie bei vielen Gelegenheiten einsetzen können.

Zum Atem zurückkehren

Die erste Mini-Meditation verwendet das einfachste und natürlichste Meditationsobjekt – den Atem. Diese Übung können Sie wirklich jederzeit und an jedem Ort durchführen. Vor allem in Situationen, die mit Stress verbunden sind oder wo Sie Gefahr laufen, von hochkochenden Emotionen gesteuert zu werden.

Dauer: 1 Minute
Wirkung: befreiend und beruhigend

Ablauf:

- Atmen Sie tief ein. Richten Sie dabei Ihre Achtsamkeit ganz auf den Luftstrom in den Nasenlöchern. Sagen Sie innerlich: »Ich – atme – jetzt – ein.«
- Atmen Sie tief aus. Achten Sie wieder auf den Luftstrom an den Nasenöffnungen. Sagen Sie dabei: »Ich – atme – jetzt – aus.«
- Atmen Sie tief ein und achten Sie darauf, wie sich die Bauchdecke hebt. Sagen Sie dabei: »Ich – werde – weit.«
- Atmen Sie tief aus, achten Sie auf das Sinken der Bauchdecke. Sagen Sie: »Ich – lasse – los.«

- Atmen Sie tief ein und erweitern Sie Ihre Achtsamkeit auf den ganzen Körper. Sagen Sie: »Ich – werde – frei.«
- Atmen Sie nun ein letztes Mal tief aus und sagen Sie: »Ich – bin – frei.«

Haben Sie Ärger im Büro? Atmen Sie dreimal tief durch. Stehen Sie kurz vor einem Streit? Atmen Sie dreimal tief durch. Haben Sie etwas Unangenehmes oder Trauriges erlebt? Atmen Sie dreimal tief durch.

Diese kleine Übung hilft Ihnen besser als jedes Beruhigungsmittel.

Gut genug für mich

Unzufriedenheit braucht keinen Grund. Sie kommt manchmal einfach, wie ein ungebetener Gast, und legt einen Grauschleier über unser Leben. Oft sind es Vergleiche mit anderen oder Vergleiche mit früheren Erfahrungen, manchmal aber auch nur Vergleiche mit den Phantasiebildern unserer Erwartungen, die uns Unzufriedenheit fühlen lassen. Vielleicht ist es Ihnen auch schon einmal passiert, dass Sie in einem Restaurant waren und das Essen war nicht so toll. Oder das Hotel, in dem Sie Ihren Urlaub verbrachten, hatte kleine Mängel.

Nun kann man sich über solche Dinge aufregen und unzufrieden sein. Sie haben die Wahl. Sie können unzufrieden, enttäuscht oder ärgerlich sein. Oder Sie können innerlich einen Schritt zurücktreten und sehen, was ist. Vielleicht können Sie sogar dankbar sein?

Dauer: einige Sekunden
Wirkung: Zufriedenheit erzeugend

Ablauf:

- Sehen Sie sich Ihre Unzufriedenheitsgedanken, Ihren Ärger oder Ihre Enttäuschung an, so, als würden Sie sie von außen betrachten.
- Bringen Sie ein kleines Lächeln auf Ihr Gesicht und sehen Sie weiter hin, wie die Unzufriedenheit erzeugenden Gedanken hin und her laufen.
- Sagen Sie innerlich: »Das ist gut genug für mich.«
- Beobachten Sie, wie sich das Lächeln auf Ihrem Gesicht von selbst vertieft, während sich die Unzufriedenheit auflöst.
- Bedanken Sie sich bei sich selbst und genießen Sie das Gefühl des inneren Friedens, der mit dem Verschwinden der Unzufriedenheit einkehrt.

Labyrinth: Wie mache ich das? Irrgarten durch die Motivationen und Triebfedern

Wenn es Ihnen gelingt, die unproduktiven Gedanken der Unzufriedenheit loszuwerden, wird Ihr Leben schon ein ganzes Stück friedlicher und freudvoller sein.

Wie mache ich das?

Manchmal hält sich das Bewusstsein einfach an etwas Unangenehmem fest. Es ist unangenehm – und dennoch ist es wie ein Zwang, dabei zu bleiben. Das ist ein Versuch unseres Unterbewusstseins, das Problem zu lösen. Ganz offensichtlich ist es nicht sehr gut darin, diese Aufgabe zu lösen. Es ist wie jemand, der sich verlaufen hat und nie ans Ziel kommt, da er immer im Kreis geht.

Unterbrechen Sie diesen Kreis, indem Sie einen neuen Weg einschlagen.

Dauer: so lange, wie Sie wollen
Wirkung: bewusstseinserhellend

Ablauf:

- Sehen Sie sich das Unangenehme an; spüren Sie, wie es sich genau anfühlt.
- Stellen Sie sich die ungewohnte Frage: »Wie mache ich das?«
- Versuchen Sie mit forscherischer Neugier hinzusehen und zu erkunden, was Sie tun, dass die unangenehmen Gefühle in Ihrem Bewusstsein bleiben, obwohl Sie Ihnen doch unangenehm sind.

Diese kleine Übung kann Ihnen oft ganz erstaunliche Einsichten vermitteln, wie Ihnen eingefahrene Denk-, Gefühls- und Verhaltensmuster das Leben schwer machen. Und mit der Einsicht kommt meist das Loslassen …

Aus dem Hamsterrad aussteigen

Sie haben nun viel über Meditation gehört. Aber die Worte sind nichts. Nur das Meditieren selbst führt Sie zu Gelassenheit und innerem Frieden. Das wissen Sie ja selbst. Und doch muss es gesagt werden. Denn wenn Sie nicht anfangen zu meditieren, wird sich nichts ändern.

Beginnen Sie noch heute, aus dem Hamsterrad auszusteigen. Denn das Getriebensein von den umherspringenden Gedanken ist ein unsichtbares Gefängnis. Meditation ist die Feile, mit der Sie sich aus dem Gefängnis befreien. Manchmal glauben wir, der Alltag, der Beruf, die Verpflichtungen sind das, was uns einengt und am Wachstum hindert. Doch die einengende, kraft- und freudezehrende Wirkung kann sich nur entfalten, wenn wir unseren Geist daran heften.

Ein neues, bunteres Leben entsteht nicht durch Lottogewinne, durch Ortsveränderung oder einen neuen Partner. Ihr glückliches Leben ist schon da. Sie müssen nur Ihr inneres Auge öffnen – durch Meditation.

Über »Erleuchtung«

Vielleicht haben Sie schon im Zusammenhang mit Meditation das Wort »Erleuchtung« gehört. Das klingt ziemlich esoterisch, abgehoben und mysteriös. Was soll denn eine »Erleuchtung« sein? In Lexika findet man Erklärungen wie diese: »Erleuchtung bezeichnet eine religiöse oder spirituelle Erfahrung, bei der der subjektive Eindruck entsteht, dass das Alltagsbewusstsein

Info

Pantanjali über Erleuchtung:
»Wenn die Hindernisse überwunden und die geistigen Bewegungen zur Ruhe gekommen sind, wird der Geist klar wie ein Kristall, und Wahrnehmendes, Wahrnehmung und Wahrgenommenes sind eins. Dieser Zustand der Einheit und Durchdringung heißt Erleuchtung.« (Yoga-Sutra I, 41)

überschritten und eine tiefere Einsicht in die Wirklichkeit erlangt wurde.«

Eine »Erleuchtung« ist subjektiv – man kann also im Grunde nicht darüber sprechen. Aber man kann es versuchen. Und das haben viele Menschen, aus vielen Kulturen, auch getan. Plato, Meister Eckhart, Buddha, Laotse und viele, viele andere. Ihre Versuche, dieses Erlebnis zu beschreiben, ähneln sich ganz überraschend, unabhängig vom kulturellen oder religiösen Hintergrund.

Ein Erleuchtungserlebnis verändert für den, dem es widerfährt, oft das ganze Leben. Es ist also etwas »Großartiges«. Vergleichen wir das einmal mit einem Spruch aus dem Zen-Buddhismus über die Erleuchtung: »*Vor der Erleuchtung hackt man Holz und trägt Wasser. Nach der Erleuchtung hackt man Holz und trägt Wasser.*«

Das klingt nun gar nicht mehr so erhaben. Es ist eher ernüchternd. Haben Sie erkannt, um was es geht? Die Veränderung ist keine. Es ist zumindest nichts Messbares oder Sichtbares. Sie werden nicht schlagartig zum Weisen oder gewinnen übernatürliche Kräfte. Die Erleuchtung ist eine Veränderung der Sichtweise – wenn auch eine ziemlich radikale Veränderung.

Am ehesten lässt sich ein Erleuchtungserlebnis mit einer Intuition vergleichen. Auch eine Intuition erscheint plötzlich und man kann kaum sagen, woher sie kommt. Manche Menschen sagen, dass es so etwas wie Intuition nicht gibt. Andere meinen, die Intuition sei viel stärker als der analytische Verstand. Das Geheimnis ist, dass durch Intuition ganz außergewöhnliche Einsichten entstehen können – doch diese Einsichten kommen nicht aus dem Nichts. Ein Buchhalter wird nicht eines Morgens aufwachen und eine neue wissenschaftliche Theorie oder den Entwurf zu einem meisterhaften Kunstwerk zu Papier bringen. Ohne die intensive Beschäftigung mit dem Gegenstand ist Intuition hilflos.

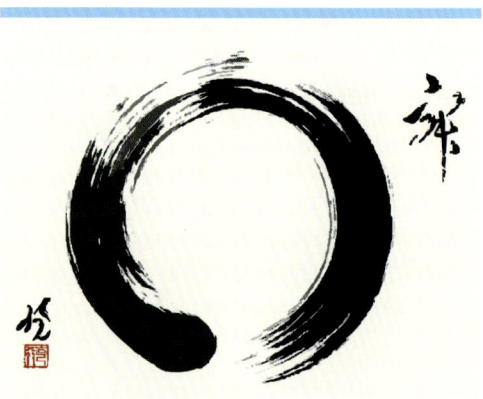

In der Klarheit der Zen-Kalligraphie spiegelt sich die innere Stille und Klarheit des meditierenden Geistes.

Einige große wissenschaftliche Entdeckungen begannen mit einer Intuition. Newton fand so sein Gravitationsgesetz, Einstein die Relativitätstheorie und Mendelejew das Periodensystem. Doch die Intuition steht nie im luftleeren Raum, sondern integriert die vielen unzusammenhängenden Fakten auf eine neue Art und Weise. Eine Intuition oder ein Erleuchtungserlebnis ist ein Umschaltpunkt, der nicht das Ergebnis einzelner Schritte war, der aber ohne das intensive Eintauchen des Geistes in die Materie nie erreicht worden wäre. Intuition oder Erleuchtung sind keine gelösten Rechenaufgaben, sondern ebendas, was das Wort andeutet: Sie sind Einsichten, die wie ein Licht in einem dunklen Raum mit einem Schlag die Dinge, die vorher nur durch Herumtasten zu erahnen waren, sichtbar macht. Meditation ist kein schrittweiser Weg zur plötzlichen Klarheit des Geistes. Doch ohne Meditation und Übung des Geistes ist es eher unwahrscheinlich, ein Erleuchtungserlebnis zu haben. Bleiben Sie bei der Meditation, ohne etwas Großartiges zu erwarten. Ihr Geist wird klarer werden, Ihre Gedanken und Gefühle ruhiger, Ihr Leben freudvoller und bunter. Aber vielleicht erleben Sie eines Tages das Aufblitzen einer Einsicht, die nicht in Worte zu fassen ist.

Eine kleine Zen-Geschichte

Ein Schüler fragt seinen Lehrer: »Meister, wie lange wird es dauern, bis ich die Erleuchtung gefunden habe?«
Der Meister: »Zehn Jahre.«
»Aber wenn ich mich sehr bemühe?«
»Dann wird es wohl zwanzig Jahre dauern.«
»Und wenn ich alles aufgebe und mein ganzes Leben nur der Meditation widme?«
»Dann dauert es 40 Jahre.«

Geführte Meditation – wie Sie die CD verwenden

Auf der diesem Buch beiliegenden Audio-CD finden Sie fünf Meditationen. Legen Sie einfach die CD ein und lassen Sie sich durch eine Meditation führen – das macht es gerade zu Beginn leichter.

1. Atem-Meditation (14:31 Minuten)

Bei dieser einfachen Meditation üben Sie, sich auf Ihren Atem zu konzentrieren und den Atemfluss achtsam wahrzunehmen.

Atmen Sie tief und ruhig – doch lassen Sie den tiefen und ruhigen Atem einfach zu, ohne etwas zu erzwingen. Wichtig ist nur, dass Sie bei Ihrem Atem bleiben.

2. Samatha-Meditation (10:30 Minuten)

Für die Samatha-Meditation bereiten Sie sich vor, indem Sie sich ein Meditationsobjekt suchen: eine Blume, ein Bild, eine Statue oder eine Kerze. Zunächst werden Sie üben, bei der Betrachtung Ihres Meditationsobjektes Ihre Gedanken auf einen Punkt zu richten. Dann versuchen Sie, immer wenn der Ton einer Klangschale erklingt, die Augen zu schließen, aber das Meditationsobjekt weiter vor dem inneren Auge zu sehen.

3. Vipassana-Meditation (18:01 Minuten)

Diese Meditation führt Sie zunächst durch Ihren Körper. Sie richten Ihre Achtsamkeit nacheinander auf jeden Körperteil, ohne einzugreifen. Sie beobachten nur – und werden dabei feststellen, wie sich Entspannung und Ruhe von selbst einstellen.

Diese Meditation entspricht dem »Body-Scan« der »Achtsamkeitsbasierten Stressreduktion« (MBSR), die zunehmend in der Therapie von Stress und Burn-out eingesetzt wird.

4. Bewegungs-Meditation (16:24 Minuten)

Hier werden Sie durch die einfache, im Buch vorgestellte Qi-Gong-Übung *Ba Tui Shon* geführt. So müssen Sie sich nichts merken, sondern können gleich anfangen und sich ganz auf die Übung konzentrieren.

Führen Sie die Bewegungen nie mechanisch durch. Es geht nicht darum, jede Bewegung genau »richtig« zu machen. Wichtig ist, dass Sie mit Ihrer Achtsamkeit ganz dabei bleiben.

5. Metta-Meditation (16:07 Minuten)

Die Meditation der Liebenden Güte führt zu einem sehr angenehmen Gefühl der Harmonie, der Verbundenheit mit seinen Mitmenschen und der Zufriedenheit. Hier werden Sie durch eine solche Meditation geführt, die Ihr Herz öffnet.

Gesamtspieldauer der CD: 75:33 Minuten.

Stichwortverzeichnis

Absicht 36
Achtsamkeits-Meditation 11, 19, 31
Affengeist 19
Affirmation 26
Agni Mudra 25
Alltagsbewusstsein 19
Alltags-Meditation 54 ff.
Alphawellen 31
Ängste 9
Arbeitsgedächtnis 10
–, visuelles 19
Atem 15
Atem-Meditation 27
Atheist 8
Atmung 49
Außenwelt 35

Ba Tui Shou 48
Bauchdecke 36
Becken 14
Bedürfnis 9
Begierde 27
Benennen 35
Bewegung 45
Bewegungsmeditation 44 ff.
Bewusstheit
–, wahllose 36
Bewusstseinszustand 7
Bluthochdruck 11
Body-Scan 32
Buddha 20
Burn-out 37

CD 32
Cholesterinspiegel 11
Christ 8

Dalai Lama 21
Davidson, Richard J. 39
Denken
–, positives 37
depressive Verstimmung 27
Dhikr 8

Egoismus 40
Elektroenzephalogramm (EEG) 10
Energiekreislauf 15
Entscheidungen 40
Entspannung 9
Enttäuschung 58
Erfolg 40
Erfüllung 27

Erleuchtung 59
Erwartungen 17

Fähigkeiten
–, übernatürliche 17
Frieden
–, innerer 8

Gebete 26
Gelassenheit 17
Gewohnheit 17
Ghandi 21
Gott 8
Großhirnrinde 10

Habituation 31
Halber Lotus 14
Hamsterrad 59
Hass 27
Hauterkrankung 37
Heiterkeit 27
Herzenswärme 41
Herz-Kreislauf-Erkrankungen 11
Hier und Jetzt 9
Hirnzustand 7

Innerer Schweinehund 17
Intuition 60

Jesus 21
Jon Kabat-Zinn 37
Jucken 16
Jude 8

Kalashatra Govinda 7
Kälte 36
Kerze 21
Kin-hin 46
Kognitionsforscher 19
Konzentration 20
Konzentrations-Meditation 11, 20
Körperbewusstsein 46
Körper und Seele 45
Krankenkassen 11
Kribbeln 16
Kurzmeditation 21
Kyudo 11

Lächeln 15
Laotse 59
Leiden 27
Lichtpunkt 23
Lichtpunkt-Meditation 22
Liebe 39

Liebevolle Güte 20
Lotus 14

Ma'ariv 8
Magen-Darm-Beschwerden 37
Magnetresonanztomografie (MRT) 10
Mahasi Sayadaw 35
Mandala 21
Mantra-Meditation 26
MBSR 32, 37
Meditation
–, konzentrative 19
Meditationsbank 14
Meditationserfahrung 19
Meditationsforschung 10
Meditationshaltung 14
Meditationshindernis 17
Meditationskissen 14
Meditationsobjekt 19
Meister Eckhart 59
Metta-Meditation 21, 38 ff.
Migräne 37
Mincha 8
Missempfindung 16
Mitgefühl 17
Mönche
,– tibetische 10
Mondhaltung 45
Motiv 9, 40
Müdigkeit 36
Mudra 15, 24 f.

Neugier 58
nichtwertend 29

Om 26

Panorama-Bewusstsein 32
Patanjali 7
Plato 59
Positronen-Emissions-Tomografie (PET) 10
Prithvi Mudra 25

Qi Gong 11, 48 ff.

Religion 8
Rosenkranzgebet 8

Samatha 11, 19
Samatha-Meditation 19 ff.

Samu 46
Schacharit 8
Schamanen 8
Schizophrenie 39
Schmerzen 16, 36
Sekte 17
Sesshin 46
Shashu 47
Sitzen 15
Sonnenhaltung 45
Sorgen 9
Stanford-Universität 39
Stimmung 45
Stirnhirnlappen 10
Stress 9
Sufi 8
Sutrenrezitation 46

Taijiquan 11
Teezeremonie 11
Trägheit 17
Training
–, autogenes 37
–, mentales 37
Traurigkeit 27

Üben 39
Umschaltpunkt 60
Unterbewusstsein 58
Unzufriedenheit 27

Vaayu Mudra 25
Varun Mudra 25
Verbundenheit 43
Vergangenheit 9
Vier Große Gelübde 46
Vipassana-Meditation 19 ff.
Vorbereitung 31

Wachstum 59
Widerstand 16
Wille 17
Wirbelsäule 14
Wissenschaft 10
Wünsche 27
Wut 27

Yoga 11

Za-Zen 15, 29 f., 46
Zeit 16
Zittern 36
Zufriedenheit 8
Zukunft 9
Zweifel 17

Über die Autoren

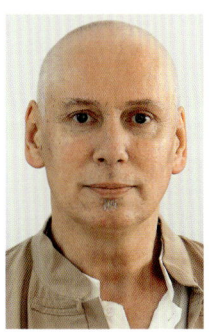

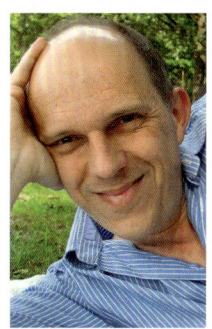

Aljoscha Long (s. Foto links), Dipl.-Psychologe und Kampfkunstlehrer, beschäftigt sich seit über 30 Jahren mit Meditation, insbesondere in der chinesischen Tradition.

Ronald Schweppe (s. Foto rechts), Orchestermusiker, MBSR- und Meditationslehrer, begann schon als Jugendlicher, Yoga und Meditation zu üben.

Die Autoren haben bereits zahlreiche Bücher verfasst, die in über 16 Sprachen übersetzt wurden.

Impressum

Bibliografische Information der Deutschen Nationalbibliothek

Die Deutsche Nationalbibliothek verzeichnet diese Publikation in der Deutschen Nationalbibliografie; detaillierte bibliografische Daten sind im Internet über http://dnb.d-nb.de abrufbar.

BLV Buchverlag
GmbH & Co. KG

80797 München

© 2014 BLV Buchverlag GmbH & Co. KG, München

Bildnachweis
Alle Fotos von Ulli Seer, außer:
Shutterstock: apiguide S. 10; BESTWEB S. 9; Blend Images S. 55; Cienpies Design S. 60; Deklofenak S. 14; Khram S. 22; Pikoso.kz S. 8; Rido S. 40; vesilvio S. 58; wavebreakmedia S. 27; WDG Photo 17

Umschlagkonzeption:
Kochan & Partner GmbH, München
Umschlagfotos:
Vorderseite: Plainpicture/Oscar
Rückseite: Ulli Seer

Lektorat: Stella Rahn
Herstellung: Angelika Tröger
Layoutkonzept Innenteil:
Kochan & Partner GmbH, München
DTP: Uhl + Massopust GmbH, Aalen

Gedruckt auf chlorfrei gebleichtem Papier

Printed in Germany
ISBN 978-3-8354-1225-5

Hinweis
Das vorliegende Buch wurde sorgfältig erarbeitet. Dennoch erfolgen alle Angaben ohne Gewähr. Weder Autoren noch Verlag können für eventuelle Nachteile oder Schäden, die aus den im Buch vorgestellten Informationen resultieren, eine Haftung übernehmen.

Entspannen und loslassen

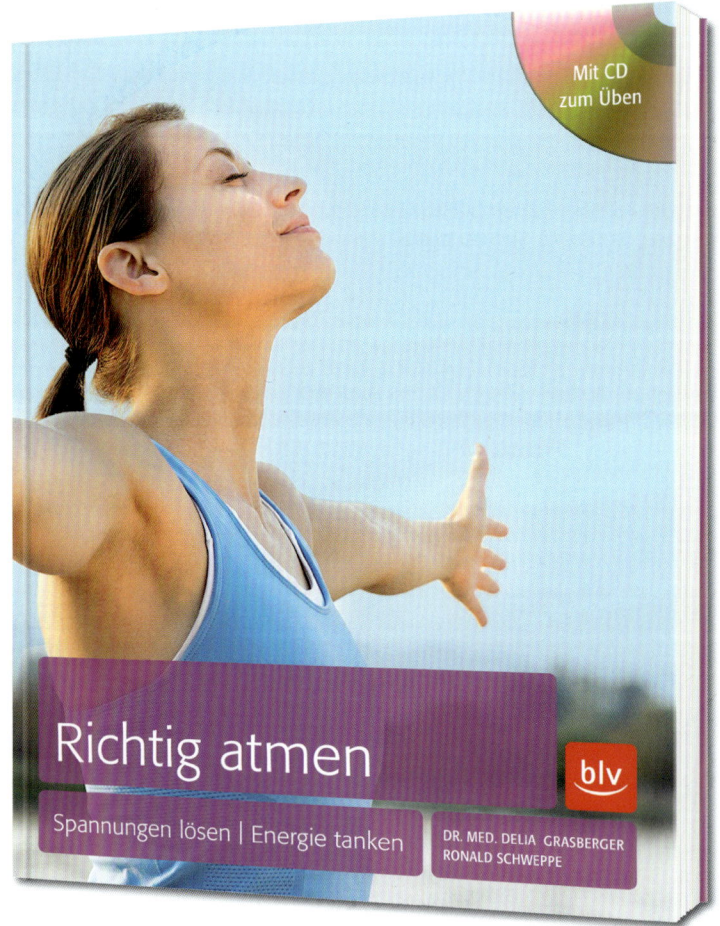

Delia Grasberger/Ronald Schweppe
Richtig Atmen
Gelassenheit finden, Stress abbauen, den Atem wieder frei fließen lassen:
einfache Übungen, die überall ausgeführt werden können · Atemmeditation,
Tief- und Wechselatmung, Vokal-Vibrationen, Fantasiereise, 2-Minuten-
Entspannung und mehr · Mit Übungs-CD (Spieldauer: rund 50 Minuten).
ISBN 978-3-8354-1038-1

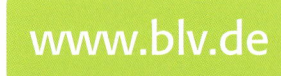